JN083785

看護師・保健師をめざす人の やさしい統計処理

保健・医療データの活用

豊田修一・星山佳治・宮崎有紀子

実教出版

目 次

データを活用する

コラム

本書について

　現在わが国では，多くの公的統計調査が実施され，その結果が公表されています。さらに，情報通信技術の発展により，日々大量のデジタルデータが生成され，データから新しい価値を引き出すために，多角的な分析がなされています。このため，統計学の重要性が再認識されてきています。保健医療分野も例外ではありません。保健医療分野の従事者は，公的統計の内容を理解し，保健活動に実際に活用できなければなりません。

　本書では，保健医療分野のデータを使用した統計処理を扱っています。データの価値を正確に表現するためには，データの意味を理解することが大切です。そこで，統計処理に使用するデータの意味を確認できるように，健康指標や保健統計との関連から記述するようにしました。保健医療分野の公的統計の概要を扱うだけでなく，実際に利用する上で便利なインターネット上のデータの窓口（ポータルサイト）も紹介しています。また，保健医療データ処理方法や見方を中心に学べるように，数式の展開と計算は Excel にまかせるようにしています。用いる Excel 関数については，簡単な説明をしました。

　使用している Excel データを，実教出版 WEB 内の本書のページに掲載しています。該当の Excel シートをホームページからダウンロードし，本書を読みながら完成させることで，理解をさらに深めることができます。また，同様の統計処理を行う場合の見本（テンプレート）として活用することもできます。

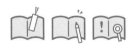
紙面の側注にある記号は，本文中太字部分の補足説明です。

参照すべきページを示しています。

実教出版ホームページに，本文中該当する部分に必要なデータ等を掲載しています。左の QR コードを読み取り，ダウンロードしてお使いください。

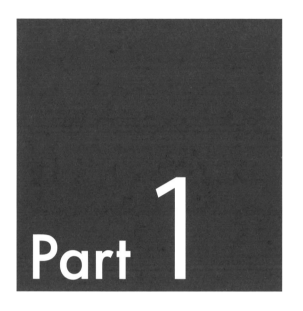

Part 1

データを要約する ☞

　データの解析では，最初に，データのもつ特徴を把握することになる。収集した多くのデータから特徴を把握しやすい数少ない数値にまとめる，つまり，データを要約することになる。

　Part 1 では，データの特徴を表現する平均値，標準偏差，四分位数などの指標について述べる。これらの指標の計算において，Excel の有効な利用法についても扱う。さらに，データを視覚的に表現するグラフ化についても扱う。また，看護・保健の分野の研究において必要となるアンケートデータの集計についても扱う。

1　データの整理

　大量のデータを要約する場合，データの種類に見合った処理が必要となる。量的データと質的データでは，処理方法が異なる。ここでは，最初にデータの種類と尺度について述べる。次に，量的データの整理に必要な最大値，最小値，最頻値，度数分布表について述べる。

1　データを要約

　近年，情報爆発といわれるくらいに，日々，大量のデジタルデータが生成されている。大量のデータを容易に収集できる時代でもある。大量のデータを一つ一つ見ても「木を見て森を見ず」で全体の傾向をつかむことはできない。記述統計では大量のデータから代表値や散布度を算出するが，これらの値により，データの特性の把握が容易になる。さらに，図1に示すように，大量のデータ間で特性の比較も容易になる。代表値や散布度には，平均値，中央値，最頻値，分散，四分位数などがある。

　また，データの視覚化は，大量の数値や表から瞬時に読み取れないデータを掘り起こし，より理解しやすい形に変換することが可能である。

記述統計
大量のデータを要約し，より意味のある代表値や散布度でまとめて記述するもの

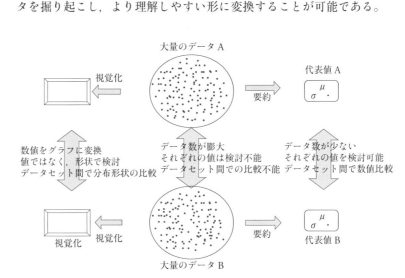

図1　データの集約と視覚化

2　データの種類と尺度

　データは，質的データと量的データに分類できる。質的データは，職業やモノの好き嫌いのように，いくつかのカテゴリーに分類されるデータである。量的データは，年齢や血圧のように，数値で与えられるデー

質的データ
カテゴリーに分類されるデータ

量的データ
数値で与えられるデータ

タである。質的データと量的データでは，求められる統計量が異なる。質的データは，カテゴリーごとに数え上げたり，割合などを求めることが可能である。さらに，度数分布表を作成することも可能である。量的データは，平均値，分散，相関係数などを求めることが可能である。また，量的データを質的データに変換することをカテゴリー化という。例として，体重データを 40 kg 未満，40 kg 以上 60 kg 未満，60 kg 以上の 3 カテゴリーに分類することがある。

　尺度は，データの測定のモノサシである。尺度には，名義尺度，順序尺度，間隔尺度，比尺度がある。例えば，アンケート調査において，都道府県データには順序の意味がなく名義尺度であり，5 段階調査のデータには順序の意味があり順序尺度である。また，時に関するデータで，午前 10 時 35 分のような時刻を表すデータは，10 分後（加算）の時刻には意味があるが 2 倍の時刻（乗算）は意味がない間隔尺度であり，2 時間 30 分のような時間のデータは，2 倍の時間（乗算）に意味がある比尺度である。

表 1　尺度の種類と説明

種　　類	説　　明
名義尺度 （nominal scale）	いくつかのカテゴリーに分類するための尺度 具体例：性別，血液型 区別のみで，順序に意味がない データ間の四則演算は，無意味
順序尺度 （ordinal scale）	順序に意味がある尺度 具体例：3 段階評価（好き，普通，嫌い），学年 順序の差（例：5 段階評価の 3 と 4 の差）は数値化できない データ間の四則演算は，無意味 大小比較（順序）には意味あり
間隔尺度 （interval scale）	値の間の差に意味がある尺度 具体例：時刻，体温 絶対的な基準，0 が定まっていない データ間の加算や減算に意味あり 基準が変わると比率が変わるため，乗算・除算に意味がない
比尺度 （ratio scale）	値の間の差だけでなく倍数関係にも意味がある尺度 具体例：身長，血圧，血糖値 絶対的な基準，0 が定まっている 最も高水準の尺度であり，乗算・除算に意味がある

名義尺度
カテゴリーに分類する尺度。血液型など

順序尺度
順序に意味がある尺度。学年など

間隔尺度
値の差に意味があり，0 が定まっていないため乗除算に意味がない尺度。体温など

比尺度
絶対的な基準があり，乗除算に意味がある尺度。身長など

3 量的データの整理

　個人の生活習慣や健康に関する調査などでは，個人差が生じる。このため，生データのままでは，何かを探りだすことは困難なことが多い。しかしながら，多くのデータは特定の範囲の間の値をとる傾向がある。ある値には人数が多く，ある値には人数が少ない分布をしているなどの傾向を見つけられるかもしれない。そして，データの特性を探すためには，データを整理することが有効である。ここでは，60歳代の同窓会出席者の年間医療費(表2)を例にして，量的データの整理について述べる。

表2　24人の年間医療費

年間医療費			
77000	81000	79000	64000
85000	69000	92000	82000
91000	55000	76000	58000
73000	99000	65000	63000
88000	59000	86000	77000
66000	71000	84000	74000

　年間医療費のデータを整理するために，Excelを利用してデータの最大値，最小値，範囲を求めてみる。Excelを利用した処理では，最初に年間医療費のデータを入力する。次に，最大値，最小値を求めるために式や関数を入力する（図2）。最大値のExcel関数はMAX( )であり，最小値のExcel関数はMIN( )である。

Excel関数 MAX( )

　MAX(セル範囲)は，指定されたセル範囲の値における最大値を求める関数である。

Excel関数 MIN( )

　MIN(セル範囲)は，指定されたセル範囲内の値における最小値を求める関数である。

実教HP

◢	A	B	C	D	E
1					
2		年間医療費			
3		77000	81000	79000	64000
4		85000	69000	92000	82000
5		91000	55000	76000	58000
6		73000	99000	65000	63000
7		88000	59000	86000	77000
8		66000	71000	84000	74000
9					
10				最大値	99000
11				最小値	55000

医療費のデータをセル範囲(B3:E8)に入力する。

E10では，セル範囲(B3:E8)の最大値を求める。式は，=MAX(B3:E8)となる。

E11では，セル範囲(B3:E8)の最小値を求める。式は，=MIN(B3:E8)となる。

図2　年間医療費の最大値と最小値

　計算の結果，24人の年間医療費の最大値は99 000円，最小値は55 000円であることがわかる。

4 Excel のセル参照機能

　データ分析では，都道府県ごとの集計のように特定のデータ処理を繰り返すことがよくある。このような処理に着目した機能が Excel には備わっている。Excel では，他のセルを参照しているセルをコピーすると，セルに記述された参照セルの位置関係を維持してコピーされる。つまり，式をコピーすると，セル番地は自動的にずれ，行番号と列番号は自動的に変化する。これは相対参照と呼ばれ，セルをコピーする場合の基本処理となっている。しかしながら，参照領域を特定の領域に固定しておきたい場合もある。この場合は，セルの行番号や列番号を固定してコピーする方法を利用する。セル番地の参照には，図 3 に示すように 4 つの方法がある。

(1) 相対参照は，B2 と記述する参照方法である。行方向（横），列方向（縦）共に，セルの位置関係を保持した上でコピーするため，参照番地はコピーにより相対的に変化する。

(2) 絶対参照は，$B$2 と記述する参照方法である。行方向，列方向共に，参照番地を固定してコピーする。

(3) 行絶対参照は，B$2 と記述する参照方法である。行方向のみ固定してコピーする。列方向はコピーにより相対的に変化する。

(4) 列絶対参照は，$B2 と記述する参照方法である。列方向のみ固定してコピーする。行方向はコピーにより相対的に変化する。

相対参照
セルの位置関係を保持して式がコピーされる参照方式

絶対参照
セル番地を固定して式がコピーされる参照方式

行絶対参照
セル番地の行方向のみ固定して式がコピーされる参照方式

列絶対参照
セル番地の列方向のみ固定して式がコピーされる参照方式

実教 HP

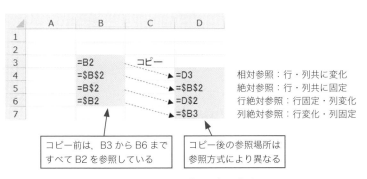

図 3　セル番地の参照方式

度数分布表
対象とするデータの集合に
対して，いくつかの階級を作
り，各階級に分類されるデー
タ数を求め，階級と各階級の
データ数で整理したもの

階級
区切られた区間

度数（frequency）
ある階級に分類されるデー
タ数

5 度数分布表

　度数分布表は，データの分布を確かめるときに作成する。度数分布表
では，値をいくつかの範囲（階級）に分け，それぞれの階級に入る個数
（度数）を記入する。

　質的データの場合は，起こり得るカテゴリーごとに，生じた度数を数
え上げて度数分布表を作成する。量的データの場合は，起こり得る値を
いくつかの範囲に区分して，それぞれの範囲に中に入るデータの個数を
数え上げて度数分布表を作成する。

　度数分布表を作成するとき，階級の数を決める目安として，スタージェ
スの公式がある。データの個数を n，階級の数を k とすると，次のよう
な式になる。

表3　スタージェスの公式から求め
　　　たデータ数と階級数の関係

データ数	階級数
10	4
20	5
30	6
100	8
300	9

$$k = 1 + \log_2 n$$

　この式を利用すると，データ数と階級数の関係は表3のよう
になる。

　そこで，表2の年間医療費のデータから，階級数を5にして
度数分布表を作ると図4のようになる。階級としては，50 000
円から 10 000 円刻みとした。度数の数え上げには，Excel 関数
COUNTIFS( ) を利用した。

　図4の度数分布表から，70 000 円 – 79 999 円の階級が最も高い頻度
なっており，最頻値は，70 000 円 – 79 999 円であることがわかる。

最頻値（mode）
データの中で出現頻度の最
も高い値

| Excel 関数 | COUNTIF( )

　COUNTIF(セル範囲, 検索条件) は，指定されたセル範囲で，検索条
件を満たすセルを数え上げる関数である。

| Excel 関数 | COUNTIFS( )

　COUNTIFS(セル範囲 1, 検索条件 1 [, セル範囲 2, 検索条件 2 [, ･･･]])
は，複数の指定されたセル範囲における検索条件の組をすべて満たすセ
ルを数え上げる関数である。

	A	B	C	D	E	F
1						
2			年間医療費			
3		77000	81000	79000	64000	
4		85000	69000	92000	82000	
5		91000	55000	76000	58000	
6		73000	99000	65000	63000	
7		88000	59000	86000	77000	
8		66000	71000	84000	74000	
9						
10			度数分布表			
11		階 級		度数		
12		50000-59999		3		
13		60000-69999		5		
14		70000-79999		7		
15		80000-89999		6		
16		90000-99999		3		
17						
18						
19						

D12 から D16 では，セル範囲 (B3:E8) における各階級の度数を数え上げる。D12 では，セル範囲 (B3:E8) において，50000 以上 60000 未満のセルを数え上げるため，式は，
=COUNTIFS(B3:E8,">=50000",B3:E8,"<60000")

D13 では，60000 以上 70000 未満のセルを数え上げるため，式は，
=COUNTIFS(B3:E8,">=60000",B3:E8,"<70000")

図 4　度数分布表

また，図 4 の度数分布から，Excel を利用して，**累積度数，相対度数，累積相対度数**を求めたものが図 5 である。最初に，データとして度数分布 (C 列) を入力する。次に，累積度数，相対度数，累積相対度数の計算式を入力する。ここでは，Excel のオートフィル機能や絶対参照機能を積極的に利用してみる。

図 5 のセル E3 には，C3/C$8 という式が記述されている。この式は，セル E3 を E4〜E7 にコピーすることを前提にした式である。この例では，総度数である分母は，常に C8 に固定し，階級毎の度数である分子は C3〜C7 に変化してほしい。そこで，分母は行絶対参照で C$8 と記述し，分子に相対参照で C3 と記述する。これを縦方向にオートフィル（コピー）すると，分母の参照セルは固定されるが，分子の参照セルは変化して適切な値を求めることができる。具体的には，セル E3 からコピーされたセル E5 の式は，=C3/C$8 から =C5/C$8 に変化する。

累積度数
その階級までの度数の累計

相対度数
その階級の度数の合計の度数に対する比率，構成比率

累積相対度数
その階級までの度数の累計の総度数に対する比率

実教 HP

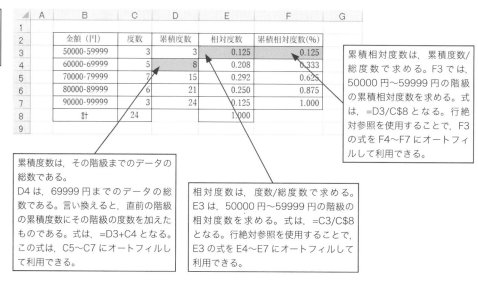

累積相対度数は，累積度数/総度数で求める。F3 では，50000 円〜59999 円の階級の累積相対度数を求める。式は，=D3/C$8 となる。行絶対参照を使用することで，F3 の式を F4〜F7 にオートフィルして利用できる。

累積度数は，その階級までのデータの総数である。
D4 は，69999 円までのデータの総数である。言い換えると，直前の階級の累積度数にその階級の度数を加えたものである。式は，=D3+C4 となる。この式は，C5〜C7 にオートフィルして利用できる。

相対度数は，度数/総度数で求める。E3 は，50000 円〜59999 円の階級の相対度数を求める。式は，=C3/C$8 となる。行絶対参照を使用することで，E3 の式を E4〜E7 にオートフィルして利用できる。

図5　相対度数，累積相対度数などの計算

6　ヒストグラム

ヒストグラム（histogram）
面積と度数が比例するグラフ。分布の形状や広がりの程度をみるためのグラフ

ヒストグラムは，データをいくつかの階級に分類して，それぞれの階級の柱の面積が度数に比例するように表したグラフである。級間が等しい場合は階級の度数を高さとした幅の等しい柱を並べ，級間が異なる場合は級間に対応して高さを調整した柱を並べる。調査対象データの分布の状態を理解するうえで有効な手段の一つである。ヒストグラムの形状を記述する代表的な視点には，①左右対称か左右非対称，②単峰性か多峰性，③外れ値ありか外れ値なしの3点がある（図6）。

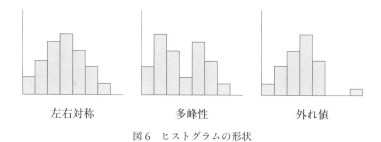

左右対称　　　　　　多峰性　　　　　　外れ値

図6　ヒストグラムの形状

　表4は，ある県の市町村別の糖尿病の受診率を度数分布表に集計したものである。この度数分布表をヒストグラムで表すと図7のようになる。階級の幅と長方形の幅が比例し，度数と長方形の面積に比例する

ように，長方形の高さが決められている。具体的には，受診率2.0〜3.0%
と5.0〜6.0%の階級では長方形の幅が広くなっている。

受診率（%）	市町村数
2.0 〜 3.0	3
3.0 〜 3.5	5
3.5 〜 4.0	14
4.0 〜 4.5	7
4.5 〜 5.0	4
5.0 〜 6.0	2

表4　受診率の度数分布

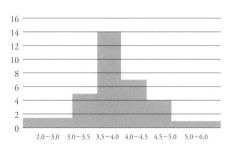

図7　糖尿病受診率のヒストグラム

練 習 問 題

1 　度数分布に関する問題である。適切な語句を語群から選べ。

① 　その階級までの度数の累計
② 　その階級の度数の合計の度数に対する比率
③ 　その階級までの度数の累計の総度数に対する比率
語群：　累積度数，度数，相対度数，累積相対度数

2 　ヒストグラムに関する問題である。空欄を埋めよ。

ヒストグラムは，データをいくつかの（①）に分類して，それぞれの（①）の柱の（②）が度数に比例するように表したグラフである。ヒストグラムの形状を記述する視点には，単峰性か（③），左右（④）かどうか，外れ値があるかどうか，などがある。

3 　20名のサプリメント利用状況を調査した。その結果の度数分布表を完成させよ。

サプリメント利用種類	度数（人数）	累積度数	相対度数（%）	累積相対度数（%）
1 種類	3	3		
2 種類	5			
3 種類	6			
4 種類				
5 種類	2			
合計	20	−	100	−

2 データの中心

量的データを要約するにあたり，データの中心を知ることは重要である。ここでは，量的データの中心を表す代表値として，平均値，中央値，最頻値などについて述べる。さらに，外れ値の影響，代表値と分布の関係，度数分布表から平均値を算出する方法についても述べる。

1 平均値，中央値

平均値（mean）
観測値をすべて加算して観測値の数で割った値
算術平均とも呼ばれる

平均値はデータの中心を表す値である。ここでは，観測値の数が8個のデータの平均値を求めてみる。観測値に依存しない表現にするため，観測値を x_1, x_2, x_3, x_4, x_5, x_6, x_7, x_8 と表すと，8個の観測値の平均値 $\bar{x}$ を求める式は次のようになる。

$$\bar{x} = \frac{1}{8}(x_1 + x_2 + x_3 + x_4 + x_5 + x_6 + x_7 + x_8)$$

さらに一般化して，観測値が n 個の場合の平均値を求める式は次のようになる。

$$\bar{x} = \frac{1}{n}(x_1 + x_2 + \cdots + x_n) = \frac{1}{n}\sum_{i=1}^{n} x_i$$

式中の $\sum$ は，ギリシャ文字でシグマと読む。統計の計算では，総和を意味することが多い。

また，このような平均値は**算術平均**とも呼ばれている。平均値には，この他に**幾何平均**（相乗平均）などがある。幾何平均は，観測値を掛け合わせた後，累乗根を計算したものである。例えば，1.2 と 1.6 の幾何平均は，$\sqrt{1.2 \times 1.6} = \sqrt{1.92} = 1.38$ である。これは，増加率の平均などに使用される。

幾何平均
観測値を掛け合わせ，累乗根を計算する
増加率の平均などに用いる

中央値（median）
大きさの順に並べたとき，中央に位置する値

中央値は，データの順位情報を利用する。サンプル数が奇数の場合の中央値は，大きさの順に並べたときの $\frac{n+1}{2}$ 番目の値であり，サンプル数が偶数の場合の中央値は，$\frac{n}{2}$ 番目の値と $\frac{n}{2}+1$ 番目の値の平均値となる。

例えば，5個のデータ（12, 14, 19, 21, 17）の中央値は，大きさの順の3番目の値である 17 であり，6個のデータ（14, 16, 19, 15, 12, 21）の中央値は，大きさの順の3番目の値 15 と4番目の値 16 の

平均値である 15.5 である。

---

2 外れ値

外れ値は，多くの集団が示す値と離れた値を示す少数のデータである。ここでは，成人男性の体重のデータであるデータセットAとデータセットBで，外れ値の影響を確かめる。データセットAとデータセットBは，それぞれ10名の体重のデータであり，2つの違いは，体重76 kgの人と体重128 kg（外れ値）の人と入れ替わっただけである。

データセットA　成人男性10名の体重
63 kg，61 kg，66 kg，70 kg，64 kg，<u>76 kg</u>，69 kg，68 kg，64 kg，72 kg

データセットB　成人男性10名の体重
63 kg，61 kg，66 kg，70 kg，64 kg，<u>128 kg</u>，69 kg，68 kg，64 kg，72 kg

図1は，データセットAとデータセットBの平均値と中央値をExcel関数で求めたものである。計算の結果，データセットAの平均値は67.3 kgである。中央値は，データ数が10（偶数）であるため，小さい順に並べて5番目の値（66 kg）と6番目の値（68 kg）の平均である67 kgとなる。また，データセットBの平均値は72.5 kg，中央値は67.0 kgである。

外れ値（outlier）
集団から離れた値を示す少数データ。平均値は外れ値の影響を受けやすいが，中央値は影響を受けにくい

実教HP

	A	B	C	D	E	F	G
1							
2		データA			データB		
3		No	体重(kg)		No	体重(kg)	
4		1	63		1	63	
5		2	61		2	61	
6		3	66		3	66	
7		4	70		4	70	
8		5	64		5	64	
9		6	76		6	128	
10		7	69		7	69	
11		8	68		8	68	
12		9	64		9	64	
13		10	72		10	72	
14		データ数	10		データ数	10	
15		平均値	67.3		平均値	72.5	
16		中央値	67.0		中央値	67.0	
17							

データ数を求める関数は，COUNTA( ) である。C14の式は，=COUNTA(C4:C13) となる。

平均値を求める関数は，AVERAGE( ) である。C15の式は，=AVERAGE(C4:C13) となる。

中央値を求める関数は，MEDIAN( ) である。C16の式は，=MEDIAN(C4:C13) となる。

図1　平均値と中央値

図2は，データセットAとデータセットBの個々のデータの値と平均値，中央値を数直線上に並べたものである。これらを比較すると，平均値は外れ値の影響を受けやすく，中央値は外れ値の影響を受けにくいことがわかる。

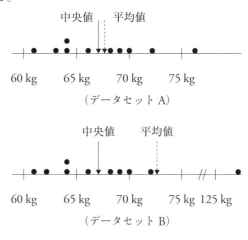

図2　10名の体重分布と平均値，中央値

| Excel 関数 | AVERAGE( ) |

AVERAGE(セル範囲) は，指定されたセル範囲を母集団とみなして平均値を求める関数である。

| Excel 関数 | MEDIAN( ) |

MEDIAN(セル範囲) は，指定されたセル範囲の中央値を求める関数である。

| Excel 関数 | COUNTA( ) |

COUNTA(セル範囲) は，指定されたセル範囲のデータ数を数え上げる関数である。

3　代表値と分布の形

最頻値
P. 010 参照

多くのデータが左右対称に分布しているわけではない。データの特性を数的に要約した平均値，中央値，最頻値の3つの値から，分布の形状はある程度想像できる。ここでは，図3の3つのケースについて検討してみる。

CASE 1　最頻値，中央値，平均値の順に大きくなる場合

　最頻値が最も小さいことから，分布のピークは，中央より左側（中央より小さい側）に偏っているといえる。また，平均値が中央値より大きいことから，いくつかの大きな値をもつデータが存在し，平均値はそれらのデータの影響を受けて右側にひきずられていると考えられる。

CASE 2　最頻値，中央値，平均値がほぼ等しい場合

　大きさの順に並べたときに中央に位置する中央値と，最も頻度の高い値である最頻値がほぼ等しいことから，分布のピークは分布の中央付近にあるといえる。また，外れ値に影響を受けやすい平均値と，影響を受けにくい中央値がほぼ等しいことから，外れ値の存在はほとんど考えられない。

CASE 3　最頻値，中央値，平均値の順に小さくなる場合

　最頻値が最も大きいことから，分布のピークは中央より右側（中央より大きい側）に偏っているといえる。また，平均値が中央値より小さいことから，いくつかの小さな値をもつデータが存在し，平均値はそれらのデータの影響を受けて左側にひきずられていると考えられる。

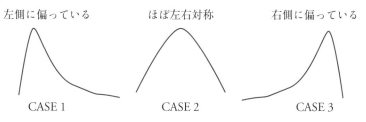

図3　平均値・中央値・最頻値の位置関係と分布の形状

4　度数分布表から平均値の計算

　統計データの集計結果として，表1のような度数分布表が提供され，個々のデータの値がわからない場合がある。このような場合には，**度数分布表から平均値を求める**ことができる。具体的には，階級値と度数を掛け合わせたものの総和を全度数で除すことで平均値が計算できる。または，階級値と相対度数を掛け合わせたものの総和を求めても平均値を求めることができる。

　図4は，表1の度数分布表からExcelで平均値を求める画面である。F列では，階級値×度数の総和であるF8を度数の合計であるD8で除して平均値を求めている。G列では，階級値×相対度数の総和であるG8から平均値を求めている。

度数分布表から平均値
度数分布表から平均値を求める場合は，階級値と相対度数を掛け合わせたものの総和を求めればよい

階級値
階級の中央の値

表1 度数分布表の例

階級	階級値	度数	相対度数
20-24	22	3	0.15
25-29	27	4	0.2
30-34	32	6	0.3
35-39	37	2	0.1
40-44	42	5	0.25
合計		20	1.00

実教HP

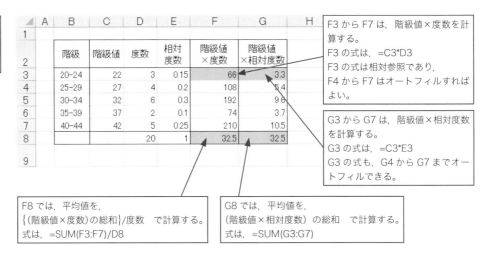

F3からF7は，階級値×度数を計算する。
F3の式は，=C3*D3
F3の式は相対参照であり，
F4からF7はオートフィルすればよい。

G3からG7は，階級値×相対度数を計算する。
G3の式は，=C3*E3
G3の式も，G4からG7までオートフィルできる。

F8では，平均値を，
{（階級値×度数）の総和}/度数　で計算する。
式は，=SUM(F3:F7)/D8

G8では，平均値を，
（階級値×相対度数）の総和　で計算する。
式は，=SUM(G3:G7)

図4 度数分布表からの平均値の算出

練習問題

1 適切な語句の組み合わせを選べ。

集団から離れた値を表す少数データを（ア）という。（イ）は（ア）の影響を受けやすく，（ウ）は（ア）の影響を受けにくい。そして，最頻値，（イ），（ウ）の3つの値がほぼ等しい分布は，（ア）の存在が（エ）と考えられる。

① （ア）階級値　（イ）中央値　（ウ）平均値　（エ）影響している
② （ア）外れ値　（イ）平均値　（ウ）中央値　（エ）影響している
③ （ア）外れ値　（イ）平均値　（ウ）中央値　（エ）ほとんどない
④ （ア）外れ値　（イ）中央値　（ウ）平均値　（エ）ほとんどない

2　学生 20 名のカード所有枚数を調査した。その結果は次のようになった。学生のカード所有
　の平均値を求めよ。

0, 1, 1, 1, 1, 2, 2, 2, 2, 2, 2, 3, 3, 3, 3, 3, 3, 4, 4, 6

3　中央値の説明で正しいものを選べ。

1　中央値と平均値は等しくなることはない
2　外れ値があるときは，外れ値を除外して中央値を求める
3　中央値は，実際にない値をとることがある
4　中央値は，最頻値より大きくなることはない

コ ラ ム　1 分布と代表値
　下図は，国民生活基礎調査における所得の状況（所得金額階級別の世帯数）を表したものである。所
得や貯蓄額などに関するデータは，一般に左右対称ではなく，一方が歪んだ分布になることが多い。こ
のデータでは平均値 560 万 2 千円，中央値 442 万円，最頻値 300 ～ 400 万円未満となり，それぞれ
の代表値が大きく異なる。また，6 割以上の人は平均所得金額以下である。歪んだ分布では平均値が "しっ
ぽ" のほうに引っ張られて高くなる。このような場合は，代表値として平均値だけでは十分ではなく，
中央値や最頻値も示すとよいと思われる。

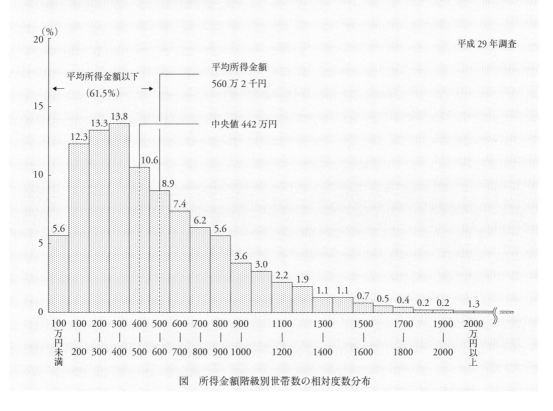

図　所得金額階級別世帯数の相対度数分布

3 データのばらつき

量的データの要約においては，データのばらつき具合を数値で知ることも重要である。ここでは，ばらつきの程度を表す散布度として，範囲，分散，標準偏差，偏差値，パーセンタイル値，四分位数などについて述べる。さらに，分散の値と分布の広がりの関係についても述べる。

1 範囲と偏差

範囲（range）
最大値と最小値の差

偏差
観測値と平均値の差

データのばらつきを表す最も簡単な指標は，最大値と最小値の差を表す**範囲**（範囲＝最大値−最小値）である（図1）。また，**偏差**（偏差＝観測値−平均値）は，平均からの差である。平均偏差は，偏差の絶対値の総和をデータ数で割ったものである。平均偏差は，ばらつきが大きくなるにしたがって大きな値となる。しかし，数学的には取り扱いにくいので，あまり使われない。

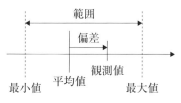

図1　範囲と偏差

2 分散・標準偏差

データのばらつきには，分布の中心のばらつきや，分布の広がりのばらつきなどがある。データのばらつき具合を表す散布度として，分散，標準偏差がある。

分散
すべてのデータの偏差の2
乗の平均値
データの平均値の周りのばら
つき具合

分散は，偏差を2乗して平均をとっているので，単位もデータの測定単位の2乗になっている。分散 σ^2 を式で表すと，次のようになる。

$$\sigma^2 = \frac{1}{n}\left\{(x_1-\bar{x})^2 + (x_2-\bar{x})^2 + \cdots + (x_n-\bar{x})^2\right\}$$

$$\sigma^2 = \frac{1}{n}\sum_{i=1}^{n}(x_i-\bar{x})^2 \qquad \bar{x}:\text{平均}$$

標準偏差
分散の正の平方根

標準偏差は，分散の正の平方根であり，データのばらつきをデータの測定単位と同じ単位で表している。標準偏差 σ を式で表すと，次のようになる。

$$\sigma = \sqrt{\frac{1}{n}\sum_{i=1}^{n}(x_i - \overline{x})^2}$$

変動係数は，平均値が大きく異なるデータ間のばらつきを比較することができる。

$$変動係数 = \frac{標準偏差}{平均値}$$

大学生27名の身長・体重を測定した結果が表1である。ここでは，27名の身長の平均値，分散，標準偏差を求めてみる。

変動係数
標準偏差を平均値で標準化したもの

表1　27名の身長・体重のデータ

身長			体重		
156	159	160	50.4	50.2	48.6
164	162	162	57.6	55.9	53.0
151	160	152	44.6	53.8	43.0
163	156	161	52.8	50.0	54.7
152	157	160	42.2	45.3	50.6
159	155	158	51.8	48.4	49.3
158	165	164	48.1	53.7	52.0
160	160	159	49.0	48.2	47.8
159	158	158	52.6	50.9	49.7

図2は，Excel 関数 AVERAGE( )，VAR.P( )，STDEV.P( ) を利用して，表1の身長のデータから平均値，分散，標準偏差の値を求める画面である。

AVERAGE( )
P.016 参照

実教 HP

	A	B	C	D	E	F	G
1							
2			身長				
3		156	159	160		平均値	158.8
4		164	162	162		分散	12.3
5		151	160	152		標準偏差	3.51
6		163	156	161		変動係数	0.022
7		152	157	160			
8		159	155	158			
9		158	165	164			
10		160	160	159			
11		159	158	158			
12							

分散は，VAR.P( ) 関数に，セル範囲を指定することで求める。セル G4 の式は，=VAR.P(B3:D11) となる。

標準偏差は，STDEV.P( ) 関数に，セル範囲を指定することで求める。セル G5 の式は，=STDEV.P(B3:D11) となる。

変動係数は，標準偏差 / 平均値で求める。セル G6 の式は，=G5/G3 となる。

図2　平均・分散・標準偏差の計算

Excel 関数 | VAR.P( )

VAR.P(セル範囲) は，指定されたセル範囲を母集団全体とみなし分散を求める関数である。

Excel 関数 | STDEV.P( )

STDEV.P(セル範囲) は，指定されたセル範囲を母集団全体とみなし標準偏差を求める関数である。

計算の結果，平均値は 158.8，分散は 12.3，標準偏差は 3.51 であった。

3　分布の広がりと分散

　図3は，分布 A，分布 B，分布 C の 3 種類の分布の形状を示したものである。分布の形状と分散の大小の関係は，分布の広がりが大きいほど，分散の値は大きくなる。したがって，分布 A，分布 B，分布 C の分散をそれぞれ σ_A, σ_B, σ_C とすると，その大小関係は $\sigma_A < \sigma_B < \sigma_C$ となる。

　また，すべてのデータに一定数を加減算しても，値は変わらない。すべてのデータを a 倍すると，その分散はもとの分散の a^2 倍になり，標準偏差は a 倍になる。

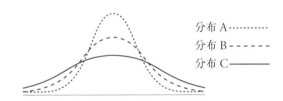

σ_A（分布 A の分散）　<　σ_B（分布 B の分散）　<　σ_C（分布 C の分散）

図3　データのばらつきと分散

標準得点
個々のデータを平均値と標準偏差で標準化したもの

偏差値
個々のデータの全体の中での相対的な位置を表す値
平均値の偏差値は 50
平均値＋標準偏差の偏差値は 60

4　標準得点と偏差値

　個々のデータの値を全体の中で位置付けするものに**標準得点**がある。標準得点は，おのおのの値の偏差（データの値 − 平均値）を標準偏差で標準化したものである。**偏差値**は，標準得点を平均が 50，標準偏差が 10 になるように変換した値である。

標準得点 ＝ （データの値 − 平均値）/ 標準偏差

偏差値 ＝ 標準得点 × 10 ＋ 50

標準得点や偏差値は，全体の中での相対的な位置を示し，平均値や標準偏差（分散）のばらつきに影響されない値である。

5 四分位数

パーセンタイル値は，データを小さい順に百等分した値で，小児の成長曲線でよく見かける値である。**四分位数**は，データを小さい順に25％ずつに区切る値で，小さい順に，第1四分位数，第2四分位数，第3四分位数という。

第1四分位数 （25 パーセンタイル値）

$$\left\{(全体のデータ数+1)\times\frac{1}{4}\right\}番目の観測値$$

データを小さい順に並べたとき，データの $\frac{1}{4}$ がそれより小さい値

第2四分位数 （中央値，50 パーセンタイル値）

$$\left\{(全体のデータ数+1)\times\frac{1}{2}\right\}番目の観測値$$

第3四分位数 （75 パーセンタイル値）

$$\left\{(全体のデータ数+1)\times\frac{3}{4}\right\}番目の観測値$$

データを小さい順に並べたときに，データの $\frac{3}{4}$ がそれより小さい値

四分位範囲

四分位範囲(IQR) ＝ 第3四分位数 − 第1四分位数

図4は，Excel 関数 QUARTILE.INC( )，MEDIAN( )，PERCENTILE.INC( ) を利用して，表1の身長のデータの第1四分位数，中央値，第3四分位数，四分位範囲，60 パーセンタイル値，を求める画面である。

計算の結果，第1四分位数は 157.5，中央値は 159.0，第3四分位数は 160.5，60 パーセンタイル値は 160.0 である。また，四分位範囲は，160.5 − 157.5 ＝ 3 となる。

パーセンタイル値
百分位数，データを大きさの順に並べ，小さい順に百等分する値

四分位数
データを大きさの順に並び替えて，小さい順から 25％ずつに区分する値

四分位範囲（IQR）
第3四分位数と第1四分位数の差

	A	B	C	D	E	F	G
1							
2			身長				
3		156	159	160		平均値	158.8
4		164	162	162		分散	12.3
5		151	160	152		標準偏差	3.51
6		163	156	161		変動係数	0.022
7		152	157	160			
8		159	155	158		第1四分位数	157.5
9		158	165	164		中央値	159.0
10		160	160	159		第3四分位数	160.5
11		159	158	158		四分位範囲	3.0
12						パーセンタイル値	160.0
13							

第1四分位数は，QUARTILE.INC( ) 関数を使用して求める。パラメータには，セル範囲と第1四分位数を意味する"1"を指定する。セルG8には，次の式を記述する。=QUARTILE.INC(B3:D11,1)

中央値は，MEDIAN( ) 関数を使用して求める。パラメータは，セル範囲である。セルG8には，次の式を記述する。=MEDIAN(B3:D11)

第3四分位数は，QUARTILE.INC( ) 関数を使用して求める。パラメータには，セル範囲と第3四分位数を意味する"3"を指定する。セルG10には，次の式を記述する。=QUARTILE.INC(B3:D11,3)

パーセンタイル値は，PERCENTILE.INC( ) 関数を使用して求める。パラメータには，セル範囲とパーセントを指定する。セルG12では，60パーセンタイル値を求めるため，次の式を記述する。=PERCENTILE.INC(B3:D11,0.6)

実教HP

図4　四分位数・パーセンタイル値の計算

Excel 関数　QUARTILE.INC( )

QUARTILE.INC(セル範囲, 1) は指定されたセル範囲の値の第1四分位数を求める関数である。また，QUARTILE.INC(セル範囲, 3) は指定されたセル範囲内の値の第3四分位数を求める関数である。

Excel 関数　MEDIAN( )

MEDIAN(セル範囲) は，指定されたセル番地内の値の中央値を求める関数である。

Excel 関数　PERCENTILE.INC( )

PERCENTILE.INC(セル範囲, 率) は，指定されたセル範囲の値から指定されたパーセンタイル値を求める関数である。

練 習 問 題

1　看護学科1年生の血圧測定に要する時間を測定し，平均値，中央値，標準偏差，四分位範囲を計算した。このデータには外れ値が含まれている。このとき，測定に要する時間の代表値とばらつき具合を示す指標の組み合わせで正しいものはどれか。

① 代表値　平均値　　　　　ばらつき具合　標準偏差

②	代表値	標準偏差	ばらつき具合	四分位範囲
③	代表値	四分位範囲	ばらつき具合	中央値
④	代表値	中央値	ばらつき具合	四分位範囲
⑤	代表値	平均値	ばらつき具合	中央値

2 ある変数の分布を描いたときに，他のデータと比べて極端に離れた位置に存在するデータを何と呼ぶか。

① 外れ値 　　② 欠損値 　　③ 歪度 　　④ 自由値

3 表1の27名の体重のデータの，平均値，分散，標準偏差，第1四分位数，中央値，第3四分位数の値を計算しなさい。

コラム 2 小児の発育曲線

身近なところで"パーセンタイル値"が活用されている例として，小児の成長曲線がある。これは，厚生労働省で行っている乳幼児身体発育調査結果を基に作成される曲線であり，それぞれの計測項目について，3，10，25，50，75，90，97パーセンタイル値が示されている。パーセンタイル値はデータを大きさの順に並べて小さい順に百等分する値であるから，例えば全体で100人の子供がいるとしたときに，ある子の体重が25パーセンタイル値に合致していれば小さいほうから25番目，50パーセンタイル値であれば50番目（ちょうど真ん中）ということになる。

母子健康手帳では目安として3パーセンタイルと97パーセンタイルの曲線を掲載しており，集団の大多数（94パーセンタイル）が帯で示されている。このグラフに計測値を記入することで，成長の様子を記録できる。ある時点の計測値について集団の中での位置を知ることもできるが，経時的にみたときに発育曲線に沿ってその子なりの発育をしているかという視点でも活用される。

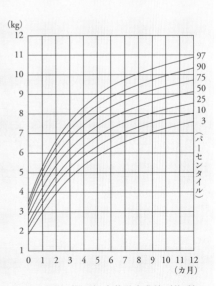

図　乳児（男子）身体発育曲線（体重）

4 グラフ表現

　データのグラフ化は，データの有する特徴の視覚的な把握を可能にする。ここでは，表現の意図に見合ったグラフ表現について述べる。円グラフ，帯グラフ，棒グラフ，レーダチャート，折れ線グラフ，箱ヒゲ図，散布図，地図表現などのグラフ表現の例について述べる。さらに，グラフ表現の特徴を検討する。

1　グラフの種類

　データのグラフ表現は，多くの情報を視覚的にもたらし，医療データの把握や分析支援に有効である。しかしながら，グラフ表現は，表現の違いにより誤った理解につながることもある。このため，データをグラフ化する場合は，表現の意図とグラフの特徴を適切に選択する必要がある。表1は，いくつかのグラフの特徴について記述している。

表1　表現の意図とグラフ

表現の意図	グラフ	特徴
内訳	円グラフ	各項目の全体に占める割合を表現
	帯グラフ	各項目の構成割合の比較も表現
比較	棒グラフ	棒の長さで大小関係を表現
	レーダチャート	複数のデータをまとめて表現
推移	折れ線グラフ	値の時間的推移や項目間の変化を表現
分布	ヒストグラム	度数分布の形状を表現
	箱ヒゲ図	最大値，第3四分位数，中央値，第1四分位数，最小値を表現
相関	散布図	2変数の相関関係を表現
地域傾向	地図表現	地域間の共通性や地域傾向を表現

ヒストグラム
P.012参照

2　グラフ表現

　円グラフは，全体の面積を100として，各項目の全体に対する割合を面積で表すグラフである。各項目の構成割合を視覚的に表し，着目した構成部分の全体に占める程度を直感的にとらえることができる。構成項目の配列には，量的配列と質的配列がある。量的配列では構成項目を大きさの順に配列し，質的配列では，自然の序列の順，分類体系の序列の順に配列することが多い。年齢別など自然序列がある場合では，質的

円グラフ
各項目の全体に対する割合を
面積で表すグラフ

配列が理解しやすい傾向にある。図1は，**国勢調査**のデータを利用して，2000年の年齢3区分別人口割合を円グラフで表したものである。

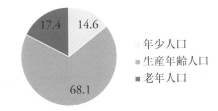

図1　円グラフの例：年齢3区分別人口割合

国勢調査
P.140 参照

帯グラフは，円グラフと同様に，全体に対する割合（各項目の内訳）を表すグラフである。複数の群（系列）間での比較では，円グラフを並べるよりも視覚的に理解できる。図2は，国勢調査のデータを利用して，年齢3区分別人口割合の1980年から2016年までの推移を帯グラフで表したものである。

帯グラフ
複数の群（系列）に対して全体に対する割合を表せるグラフ
構成比の比較に適したグラフ

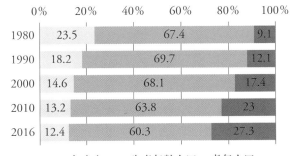

図2　帯グラフの例：年齢3区分別人口割合の推移

棒グラフは，同じ幅の棒を使用して，棒の長さでデータを表す。棒グラフでは，多くの場合，値の順にデータを並べて表現する。表2は，平成29年の**国民健康・栄養調査**から，年齢階級別肥満者（BMI：25以上）の割合を男女別に表にまとめたものである。また，図3は，それを棒グラフで表したものである。

棒グラフ
各項目の量の大小関係を表現・比較できるグラフ

国民健康・栄養調査
P.168 参照
BMI
P.169 参照

表2　年齢階級別の肥満者（BMI：25以上）の割合

	15-19歳	20-29歳	30-39歳	40-49歳	50-59歳	60-69歳	70歳以上
男性%	9.3	26.8	32.0	35.3	31.7	34.1	25.7
女性%	6.4	5.7	14.2	17.4	22.2	25.8	26.5

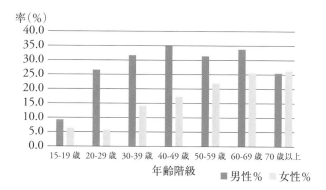

率（%）

図3　棒グラフの例：年齢階級別の肥満者（BMI：25以上）の割合

レーダチャート
多角形を利用して複数のデータをまとめて表現できるグラフ
グラフの形状で特徴を表現するグラフ

　レーダチャートは，放射状の線を利用して多角形を描き，その形や大きさによって集団・個体を類型化することができる。平均値や基準値を基にした場合は，平均値や基準値を結んで多角形が正多角形になるように目盛を決める。図4は，健診データから算出された2県のリスク保有率を全国平均に対する比率で表現したものである。このグラフから，X県のリスク保有率は，代謝を除いて全国平均を上回ることがわかる。

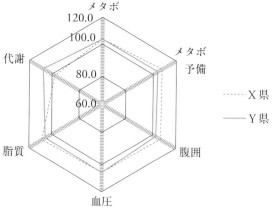

図4　レーダチャートの例：健診結果の全国平均との比較

折れ線グラフ
各データを点で表し，その点を結んで1本の線で一つの系列を表すグラフ
データの変化の傾向を表現するグラフ

患者調査
P.163参照

　折れ線グラフは，縦軸に数値の量，横軸に時間等の変数をとる。時間変化を伴う数値項目の推移を追うときに利用する。図5は，患者調査から，糖尿病と高血圧性疾患の外来受療率（人口10万対）の昭和56年から平成29年までの推移を折れ線グラフで表したものである。

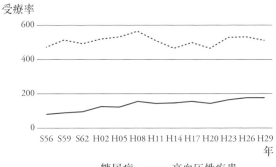

図5　折れ線グラフの例：糖尿病と高血圧性疾患の外来受療率の推移

　箱ヒゲ図は，分布の形状に関係なく，データの分布状況を表現できる。箱ヒゲ図を利用すると，データのばらつきを見ることや複数のデータ間での比較が容易になる。図6は箱ヒゲ図の例である。なお，箱ヒゲ図は，外れ値を表現することもできる。

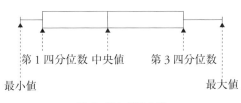

図6　箱ヒゲ図の例

　散布図は，2変数の関連の方向性や強弱などの把握に有効である。X軸とY軸に異なる変数を対応させ，データを2次元平面にプロットして作成する。はずれ値の存在も容易に把握できる。図7は，**医療施設調査**のデータを利用して，平成30年の人口10万対の病床数と平均在院日数の関係を散布図で表したものである。
　地図表現は，地域間の共通性や地域傾向を容易に捉えることなどの特徴がある。地図表現は，近年，よく見かけるデータ表現方法である。Excelの機能としては，3Dマップ機能が提供されている。図8は，**人口動態統計**のデータを利用して，心疾患（男性）の年齢調整死亡率を地図表現したものである。地図表現を利用したことで，心疾患（男性）の年齢調整死亡率は，九州で低い傾向にあるという地域の特性を容易に把握できる。なお，この地図の作成には統計ソフトRを使用した。

箱ヒゲ図
5つの要約統計量（最小値，第1四分位数，中央値，第3四分位数，最大値）を同時に表現できるグラフ
また，データのばらつき具合を表現するグラフ
・外れ値を示す場合
第3四分位数＋1.5×四分位範囲
外れ値

散布図
2変数間の数値関係を見るときに使用するグラフ

医療施設調査
P.165参照

地図表現
データを地理的な視点で俯瞰できるグラフ

人口動態統計
P.146参照

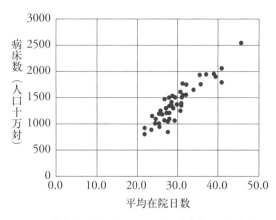

図7　散布図の例：人口10万対の病床数と平均在院
　　　日数の関係

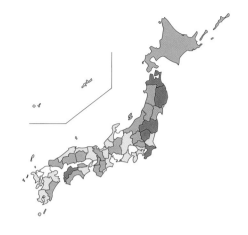

図8　地図表現の例：心疾患（男性）の年齢調整死亡率

3　グラフ表現の特徴

　表2と図3は，同一のデータを表現したものである。両者を比較すると，表からはそれぞれの数値を正確に把握できるが，グラフからは大まかな数値しかわからない。一方，グラフからはデータの全体的傾向を一瞬で読み取れるが，表を瞬間的に見ても多くのことは把握できない。このように，表とグラフでは読み取れる情報に大きな差異がある。

　情報視覚化（グラフ化）は，データの特徴をわかりやすく表現するものであり，データを統合的に捉えることができる。しかし，受け取る印象が人によって異なってしまう可能性や，複雑な分析ができないなどの課題もある。このため，視覚化により情報を正しく伝えるためには，視覚化の特性や，多くの人がもっている視覚化から受け取るイメージを理解しておく必要がある。

練 習 問 題

1 グラフの特徴に関する問題である。正しい組み合わせを選べ。

（ア） 1本の線で一つの系列を表すグラフで，時間変化を伴う数値項目の推移を追うとき利用する。

（イ） 2変数の関連の方向性や強弱などの把握に有効であり，はずれ値の存在も容易に把握できる。

（ウ） 複数の群（系列）に対して全体に対する割合を表せる。

① （ア）帯グラフ 　　　　（イ）折れ線グラフ　（ウ）散布図
② （ア）折れ線グラフ 　　（イ）散布図 　　　　（ウ）帯グラフ
③ （ア）折れ線グラフ 　　（イ）帯グラフ 　　　（ウ）散布図
④ （ア）帯グラフ 　　　　（イ）散布図 　　　　（ウ）折れ線グラフ

2 クリニックAの患者32名の自宅からの距離を調べたところ，表のようなデータが得られた。このデータのヒストグラムを描くと，どのような形になるか。

最小値	1.0
第1四分位数	7.0
第2四分位数	10.0
平均値	11.6
第3四分位数	15.0
最大値	29.0

（単位：km）

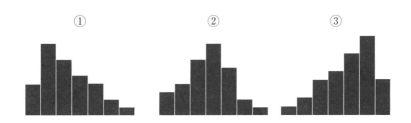

① 　　　　　　　② 　　　　　　　③

コラム 3 ナイチンゲールと統計グラフ

　フローレンス・ナイチンゲール（1820 − 1910）は，看護師・看護教育学者であるが，統計学者としても知られている。ナイチンゲールはクリミア戦争時に英国陸軍病院で兵士の看護に携わった。ナイチンゲールは負傷そのものよりも病院内の不衛生な環境によって多くの兵士が死亡していたことを客観的な数字とグラフで明示し，根拠に基づいて病院環境の改善につなげた。

　ナイチンゲールがこのときに用いたグラフは，「こうもりグラフ」「鶏のとさかグラフ」などと呼ばれている。データ集計はもとより，グラフによる「見える化」は，当時は先駆的・画期的なことだったのである。

5 　アンケート調査

　アンケート調査を実施すると，調査票の回収，回答結果のデータ化，データの集計を行うことになる。ここでは，質問形式の種類，回答結果をExcelの表形式で入力するにあたっての注意点，基本的なデータ集計でのExcelの活用について，例題を用いて述べる。

1　アンケート調査の流れ

　アンケート調査を実施し，コンピュータを利用して集計する手順を図1に示す。アンケート調査では，最初に調査票を設計する。この調査票の設計は，調査の結果に大きな影響を及ぼす。ここでは質問形式について説明する。質問の形式には，**自由記述方式**と**多肢選択方式**がある。多肢選択方式の回答の数は，一つに限定すること（**単一選択方式**）が普通であるが，複数の回答を受け入れること（**複数選択方式**）もある。

　調査票が完成すると，調査票の配布，調査票の回収を行う。そして，データ入力，不適切回答などに対するデータクリーニングを行う。最後にデータ集計，分析を行う。

　コンピュータによる集計では，手作業と比較して，①集計の再現性がある，②集計結果から多様な分析が可能である，などのメリットがある。一方，データの初期入力の負担が大きいなどのデメリットもある。

自由記述方式
回答者の意見をそのまま記述
してもらう方式

多肢選択方式
あらかじめ用意した選択肢の
中から，該当する項目を選ん
でもらう方式

単一選択方式
単一の選択肢を選ぶ方式

複数選択方式
複数の選択肢を選べる方式

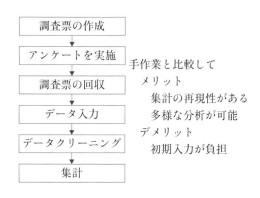

図1　アンケート調査の実施手順

2　データ入力

　ここでは，回収された調査票をExcelの表形式でデータ化するために，基本的な手順について説明する。図2は，病院での患者の待ち時間調

待ち時間調査票

1. あなたの性別を教えて下さい。
   ①男性　　②女性

2. あなたの年齢を教えて下さい。
   ① 20 歳代　　② 30 歳代　　③ 40 歳代　　④ 50 歳代
   ⑤ 60 歳代　　⑥ 70 歳代　　⑦ 80 歳以上

3. 本日の受診は予約をしていますか。
   ①している　　②していない

4. 診察までの待ち時間はどのくらいですか。
   ① 30 分未満　　② 30 分以上 1 時間未満
   ③ 1 時間以上 1 時間 30 分未満　　④ 1 時間 30 分以上 2 時間未満
   ⑤ 2 時間以上 2 時間 30 分未満　　⑥ 2 時間 30 分以上 3 時間未満
   ⑦ 3 時間以上 3 時間 30 分未満　　⑧ 3 時間 30 分以上

5. 待ち時間についてどのように思いますか。
   ①長い　　　　　　　　②どちらかといえば長い
   ③どちらかといえば短い　　④短い

6. 診察を待っている間，何をして過ごしていますか（複数選択可能）。
   ①椅子に座って呼ばれるまで待つ（椅子）
   ②近くの人と話して待つ（話）
   ③本棚にある雑誌，本を読んで待つ（読書）
   ④携帯電話を見て待つ（携帯）
   ⑤その他（他）

図 2　病院での待ち時間調査に関する調査票

査のための調査票である。アンケート調査では，このような調査票に記入してもらい，回収・集計する。回収後のデータ入力の手順は次のようになる。

1 　回収した調査票に ID をつけ，ナンバリングする（各調査票に固有の番号をつける）。ID は，調査票の管理やデジタル化したデータの確認に有効である。

2 　調査結果を Excel の表形式で入力する。多くの場合，調査票 1 枚を Excel の 1 行に対応させ，各質問項目は列方向に対応させる。最初の列の該当セルには ID を入力する。そして，自由記述方式の場合はそのままの文を入力する。多肢選択方式の質問項目では項目番号を入力する。多肢選択方式は，単一選択方式と複数選択方式に分けることができる。

　単一選択方式でのデータ入力：質問 2 は単一選択の質問である。選択肢は，「20 歳代」「30 歳代」「40 歳代」「50 歳代」「60 歳代」「70 歳代」「80 歳以上」の 7 肢である。質問 2 の入力用セルは，図 3 では C 列に設定してある。ID106 の回答者は 60 歳代であり，5 を選択した。このため，該当セル C9 には，「5」を入力する。

　複数選択方式でのデータ入力：質問 6 は複数選択可能な質問である。選択肢は，「椅子」「話」「読書」「携帯」「他」の 5 肢である。ID107 の回答者は，「椅子」と「読書」を選択した。質問 6 に対する入力用セルとして，図 3 に示すように，単一セルを用意した場合，ID107 の回答は，該当セル G10 に「13」と入力することになる。

実教 HP

	A	B	C	D	E	F	G	H
1		質問1	質問2	質問3	質問4	質問5	質問6	
2							何をして	
3	ID	性別	年代	予約有無	待ち時間	長いか	いるか	
6	103	1	3	2	4	1	1	
7	104	1	1	2	2	3	12345	
8	105	1	1	1	7	1	3	
9	106	2	5	1	6	3	3	
10	107	1	5	1	6	1	13	
11	108	2	5	1	4	2	2	
12	109	2	6	1	2	3	1	
13	110	2	6	1	2	3	1	
14	111	2	2	1	5	1	2	
15	112	1	2	1	2	2	1	
16	113	1	5	1	3	2	1	
17	114	1	1	1	2	3	1	
18	115	1	7	1	2	3	1	
19	116	2	1	2	4	1	14	
20								

図 3　複数選択方式のデータ入力（単一セル対応）

　G10 のデータ形式では，集計において不都合が生じる。例えば，「1」

を選択している回答の数をカウントするためには，文字列「1」のほかに，1を含むすべての文字列「13」や「14」なども数え上げなければならない。このため，図4に示すように，複数選択方式の質問では，1つの質問に複数セルを割り当てると都合がよい。図4の集計では，G列に「椅子」，H列に「話」，I列に「読書」，J列に「携帯」，K列に「他」を割り当てている。そして，選択された回答の列に「1」を入力する。ID107の場合は，G列「椅子」のセル（G10）とI列「読書」のセル（I10）に「1」を入力する。選ばれなかった選択肢のセルには「0」を入力するか，ブランクにしておく。このようにすると，各列の「1」の数を数え上げることで，選択した人数が容易にわかる。

	A	B	C	D	E	F	G	H	I	J	K	L
1		質問1	質問2	質問3	質問4	質問5	質問6					
2							何しているか					
3	ID	性別	年代	予約有無	待ち時間	長いか	椅子	話	読書	携帯	その他	
6	103	1	3	2	4	1	1					
7	104	1	1	2	2	3	1	1	1	1	1	
8	105	1	1	1	7	1			1			
9	106	2	5	1	6	3			1			
10	107	1	5	1	6	1	1		1			
11	108	2	5	1	4	2		1				
12	109	2	6	1	2	3	1					
13	110	2	6	1	2	3	1					
14	111	2	2	1	5	1		1				
15	112	1	2	1	2	2	1					
16	113	1	5	1	3	2	1					
17	114	1	1	1	2	3	1					
18	115	1	7	1	2	3	1					
19	116	2	1	2	4	1				1		

実教 HP

図4　複数選択方式のデータ入力（複数セル対応）

また，複数選択可能な質問項目の入力においては，入力用に単一セルと複数セルの方法を用意し，2ステップで入力する方式もある。
第1ステップ　：　単一セルに選択された番号をすべて入力
第2ステップ　：　単一セルのデータを複数セルに展開する

3　データクリーニング

調査票には，不適切な回答も存在する。例えば，必須回答項目においても無回答の場合がある。また，単一選択回答を求めているが，複数選択回答してある場合もある。このような場合には，**データクリーニング**が必要である。具体的には，データの妥当性を検討し，必要に応じて集

データクリーニング
不適切なデータに行う検討・修正処理・除外処理

計できる形式に修正を施すか，調査対象から除外する。不適切回答が含まれる調査票を調査対象から無条件に除外することは，避けなければならない。

　全データをデジタル化すると，特定の単一選択方式の回答項目に，多くの複数の回答が選択されている場合もある。このような場合は，質問文や選択肢になんらかの課題が残っている可能性もあり，十分な検討後，対処方法を決める必要がある。また，自由記述欄に特定の語句が多く存在することもある。この場合には，新たな列を用意し，特定の語句の存在を明確にしておくことで，分析に新たな視点を提供することが可能になる。

　図5は，待ち時間調査の62名の回答（ID101 ～ ID162）を入力し，複数選択項目への対応や，データクリーニングを試みたものである。

実教 HP

| | 質問1 | 質問2 | 質問3 | 質問4 | 質問5 | 質問6 何しているか | | | | |
ID	性別	年代	予約有無	待ち時間	長いか	椅子	話	読書	携帯	その他
101	2	2	1	3	2				1	
102	2	6	1	2	3					
103	1	3	2	4	1					
104	1	1	2	2	3	1	1	1	1	1
105	1	1	1	7	1			1		
106	2	3	1	6	3			1		
107	1	3	1	6	1	1		1		
108	2	3	1	4	2		1			
109	2	6	1	2	3	1				
110	2	6	1	2	3	1				
111	2	2	1	3	1		1			
112	1	2	1	2	2	1				
113	1	3	1	3	2	1				
114	1	1	1	2	3	1				
115	1	7	1	2	3	1				
116	2	1	2	4	1	1			1	
117	2	3	1	3	1			1	1	
118	2	6	2	3	3	1				
119	2	6	1	2	1	1				1
120	2	2	1	3	2			1	1	
121	2	6	1	4	2	1				1
122	2	4	1	2	3			1		
123	1	6	2	4	1	1				
124	1	2	1	2	1	1				
125	1	3	1	3	2	1				
126	1	6	1	4	2	1				
127	2	4	1	2	3	1				
128	2	1	1	3	1					1
129	2	4	1	6	1	1	1	1		
130	2	3	1	3	2	1				
131	2	7	1	3	1	1				
132	1	3	1	3	1			1	1	
133	2	4	1	2	3	1				
134	2	1	2	6	1	1				1
135	1	2	1	3	3					1
136	2	3	1	3	2	1				
137	1	6	1	2	4	1				
138	1	2	2	3	1	1				
139	1	3	2	3	2	1				
140	2	3	1	3	1					
141	2	4	2	3	2	1				
142	2	3	2	4	1			1		
143	2	2	1	3	1	1				
144	1	3	2	3	2		1			
145	1	4	1	2	2				1	
146	2	3	1	7	1	1				1
147	2	3	1	4	2	1				
148	1	4	1	3	3	1				
149	1	3	1	3	1	1				
150	2	2	1	2	1			1	1	
151	1	3	1	2	3			1		
152	2	4	2	4	3	1				
153	1	3	1	4	1			1		
154	1	6	1	2	3	1				
155	2	2	3	2	1					
156	1	7	1	4	1					
157	2	6	1	2	3					1
158	1	4	1	4	1					
159	1	4	1	3	3	1				
160	2	6	2	4	3	1				
161	1	4	1	3	1	1				
162	2	1	2	3	1	1				

図5　病院における待ち時間調査のデータ

4 単純集計

データの集計には，**単純集計**とクロス集計がある。単純集計では，質問ごとに，調査対象全体での回答の数や比率を集計する。回答の数（度数）を表にしたものが度数分布表になる。度数分布表の作成にあたっては，名義変数以外では，意味的順序に従って項目を並べることが原則である。単純集計の方法では，単一選択方式の場合と複数選択方式の場合で若干異なる。

最初に，質問 5 の単純集計を行ってみる。この質問は単一選択方式であり，選択肢は，「長い」「どちらかといえば長い」「どちらかといえば短い」「短い」の 4 つである。図 6 は，質問 5 の回答を Excel 関数 COUNTIF( ) を用いて集計している画面である。具体的には，セル範囲 F4:F65 で，1，2，3，4 の数を集計する。この集計では，Excel のオートフィル機能や行絶対参照を積極的に用いる。

単純集計
それぞれの質問に対する集計
調査対象全体の回答傾向を明らかにする集計

COUNTIF( )
P.010 参照

	A	B	C	D	E	F	G	H	I	J	K	L
1		質問1	質問2	質問3	質問4	質問5			質問6			
2									何しているか			
3	ID	性別	年代	予約有無	待ち時間	長いか	椅子	話	読書	携帯	その他	
52	149	1	5	1	3	1	1					
53	150	2	2	1	3	2			1	1		
54	151	1	5	1	2	3			1			
55	152	2	4	2	4	3	1					
56	153	1	5	1	4	1			1			
57	154	1	6	1	2	3	1					
58	155	2	2	3	2	1	1					
59	156	1	4	1	4	1	1					
60	157	2	6	1	2	3					1	
61	158	1	4	1	4	1	1					
62	159	1	4	1	5	3		1				
63	160	2	6	1	4	3	1					
64	161	1	4	1	3	3	1					
65	162	2	1	2	3	1		1				
66		選択肢				回答数						
67		1	長い			24						
68		2	どちらかといえば長い			17						
69		3	どちらかといえば短い			20						
70		4	短い			1						
71												

F67 は，セル範囲 F4:F65 において，「1」を数え上げる。式は，=COUNTIF(F$4: F$65,B67) となる。F68 〜 F70 にオートフィルすることを前提にしてセル範囲に絶対参照を利用している。

図 6　単一選択方式（質問 5）の集計

図 6 において，F67 には，セル範囲 F4:F65 で 1 を数え上げるために，COUNTIF(F$4:F$65,B67) という式が記述されている。この式では，セル範囲の指定に**行絶対参照** (F$4:F$65) を用いている。これは，セル F67 を F68 〜 F70 にオートフィルすることを前提にした式である。アンケートの集計では，特定の参照範囲を繰り返して指定することがあり，

行絶対参照
P.009 参照

ウィンドウ枠の固定機能
上部の見出し（項目）行をスクロールしても固定で表示させる機能

領域を固定するために絶対参照を利用することが多い。また，図6は，Excelの**ウィンドウ枠の固定機能**を利用し，ヘッダー部分（上3行）を表示したままでスクロールしながら集計作業を行っている画面である。

この集計の結果を度数分布表にまとめると，表1のようになる。

表1　度数分布表による集約

	度数	比率
短い	1	1.6%
どちらかといえば短い	20	32.3%
どちらかといえば長い	17	27.4%
長い	24	38.7%
計	62	100.0%

図7は，複数選択方式である質問6の集計を行っている画面である。選択肢は，「椅子」「話」「読書」「携帯」「その他」の5個である。この集計では，G列からK列まで，それぞれでExcel関数COUNTIF( )を用いて，「1」の数を数え上げている。

表2は，集計結果を表している。複数選択であるため，回答数の合計は調査対象者数を上回ってしまう。このため，選択割合の計算では，回答数の合計（80）で除するのではなく，調査対象者数（62）で除して，調査対象者がどのくらいの割合で選択しているかを表している。

実教HP

	A	B	C	D	E	F	G	H	I	J	K	
1		質問1	質問2	質問3	質問4	質問5			質問6			G67では，セル範囲 G4:G65 において，「1」を数え上げる。式は，H67～K67にオートフィルすることを前提にし，セル範囲に行絶対参照を利用し，=COUNTIF(G$4:G$65,"1")となる。H67では，セル範囲 H4:H65 において，「1」を数え上げる必要がある。オートフィルの結果，=COUNTIF(H$4:H$65,"1") が入り数え上げられる。
2									何しているか			
3	ID	性別	年代	予約有無	待ち時間	長いか	椅子	話	読書	携帯	その他	
48	145	1	4			2				1		
49	146	2	5	1	7	1	1				1	
50	147	2	5	1	4	2			1			
51	148	1	4	1	3	3	1			1		
52	149	1	5	1	3	1	1					
53	150	2	5	1	3	2	1					
54	151	1	5	1	2	3	1					
55	152	2	4	2	4	3	1		1			G68では，セル範囲 G4:G65 において，「1」となっている比率，つまり，問6で「椅子に座っている」と答えた回答の回答者全員（62名）に対する比率を計算する。式は，=G67/62となる。G68はパーセント表示の書式設定を行っている。
56	153	1	5	1	4	1	1					
57	154	1	6	1	1	3	1					
58	155	2	2	3	2	1	1					
59	156	1	7	1	4	1	1					
60	157	2	6	1	2	3					1	
61	158	1	4	1	4	1	1					
62	159	1	4	1	5	3	1					
63	160	2	6	2	4	3	1					
64	161	1		1	3	3	1					
65	162	2	1	2	3	1			1			
66									回答数			
67							42	7	13	9	9	
68							67.7%	11.3%	21.0%	14.5%	14.5%	

図7　複数選択方式（質問6）の回答の集計

表2 各項目の選択割合

	度数	比率
椅子	42	67.7%
話	7	11.3%
読書	13	21.0%
携帯	9	14.5%
その他	9	14.5%
計	80	

5 クロス集計

クロス集計は，ある質問に対して，属性による変化や違いを探っていく集計である。属性には，「性別」「年齢」「住所」など多様な要素がある。

ここでは，待ち時間の感じ方と実際の待ち時間の関係性を，質問4と質問5の回答からクロス分析してみる。図8のセルH70では，待ち時間が「1時間以上1時間30分未満」と回答した人で，待ち時間を「どちらかといえば長い」と感じている人がどのくらいいるかを集計している。この集計は，複数の条件が同時に成立する場合の数え上げになり，Excel関数 COUNTIFS( ) を使用する。セルH70には，(COUNTIFS($E$4:$E$65,"=3",$F$4:$F$65,"=2")) と記述してある。この式は，「質問4

クロス集計
2つの質問間の関係性を探る集計
データの属性別の集計

COUNTIFS( )
P.010 参照

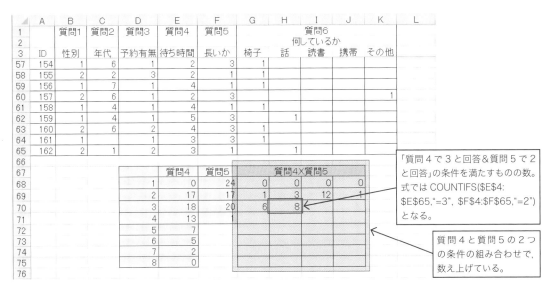

図8 クロス集計の画面

実教 HP

で 3 と回答し，質問 5 で 2 と回答した」ものを数え上げることになる。セル範囲 G68:J75 では，質問 4 と質問 5 の条件の組み合わせを記述し，該当するセルの数を数え上げることになる。

表 3 は，集計した結果を表す。この表から，実際の待ち時間の長さと患者の感じ方の関係を読み取ることができる。また，Excel のデータ集計では，PIVOT 機能を使用する方法もある。

表 3　集計結果

	短い	どちらかといえば短い	どちらかといえば長い	長い	計
30 分未満	0	0	0	0	0
30 分〜1 時間	1	12	3	1	17
1 時間〜1 時間 30 分	0	4	8	6	18
1 時間 30 分〜2 時間	0	2	4	7	13
2 時間〜2 時間 30 分	0	1	2	4	7
2 時間 30 分〜3 時間	0	1	0	4	5
3 時間〜3 時間 30 分	0	0	0	2	2
3 時間 30 分以上	0	0	0	0	0
計	1	20	17	24	62

練 習 問 題

1　適切な語句の組み合わせを選べ。

　アンケートの回答には不適切な回答も存在する。例えば，必須回答項目における無回答や，単一選択回答を求めているが，複数選択回答してある場合がある。このような場合には，（ア）が必要である。具体的には，データの妥当性を検討し，必要に応じて集計できる形式に修正を施すか，調査対象から除外する。データの集計において，（イ）では，質問ごとに，調査対象全体での回答の数や比率を集計する。（ウ）では，2 つの質問間の関係性を探る。

① （ア）データサイエンス　　（イ）単純集計　　（ウ）クロス集計
② （ア）データサイエンス　　（イ）クロス集計　　（ウ）単純集計
③ （ア）データクリーニング　（イ）単純集計　　（ウ）クロス集計
④ （ア）データクリーニング　（イ）クロス集計　　（ウ）単純集計

2 1. 病院における待ち時間調査データ（P.36 図5）をダウンロードすると，質問3のデータ
     クリーニングが終了していない。そこで，データクリーニングを試みなさい。
   2. 待ち時間に関する感じ方を男女別に集計し，下の表を完成しなさい。

	男　性		女　性	
	度数	比率	度数	比率
短い				
どちらかといえば短い				
どちらかといえば長い				
長い				

3 次のような患者の待ち時間調査（性別，年齢，予約，待ち時間）を行った場合，量的変数と
  なる項目を列挙せよ。

1. あなたの性別を教えて下さい。
   ①男性　　②女性

2. あなたの年齢を教えて下さい。
   ① 20 歳代　　② 30 歳代　　③ 40 歳代　　④ 50 歳代　　⑤ 60 歳代　　⑥ 70 歳代
   ⑦ 80 歳以上

3. 本日の受診は予約をしていますか。
   ①している　　②していない

4. 診察までの待ち時間はどのくらいですか。
   （　　　）分

コラム 4 アンケート調査のポイント
　アンケート調査は，さまざまな場所・場面で使われている。雑誌の読者アンケートや，商品を購入し
たときなどの"お客様アンケート"，病院では患者さんを対象にした満足度調査など，各種のものが行わ
れている。私たちは日常生活の中で，アンケートに回答する側にも，それを実施する側にもなる。
　アンケートの多くは質問文に対する回答という形で情報収集されるので，一見，手軽で簡単そうに思
えるが，いざアンケートを作って実施するとなると意外に難しい。どんな目的で，誰を対象に，何をど
のように質問をして回答をもらうか，用紙はどうやって配り回収するか，データはどうやって分析するか，
などを明確にして計画する必要がある。そして，こうした計画を立てて実施するには，アンケートのテー
マに関係する知識とともに，統計の知識が必要不可欠なのである。

6 | 標本調査

集団の調査には，悉皆調査と標本調査がある。標本抽出は，標本調査の成否に大きな影響を与える。ここでは，悉皆調査と標本調査の違いについて述べる。さらに，標本抽出法として，単純無作為抽出法，系統抽出法，層化抽出法，多段抽出法について述べる。

1 母集団と標本

母集団
調査や研究の目的となっている対象集団の全体

興味をもっている集団の何らかを明らかにしたい場合，その構成要素に対する調査や実験を行う。**母集団**には，有限母集団と無限母集団がある。有限母集団は，その構成要素が具体的に有限個に規定されているものである。無限母集団は，具体的に構成要素の数が定まらないものである。標本は母集団の一部を観測したものである。

2 悉皆調査と標本調査

悉皆調査（しっかいちょうさ）
全数調査，母集団全体を対象として実施する調査

標本調査
対象とする母集団から一部分を標本として抽出し，その標本を対象として実施する調査

国勢調査
P.140 参照

国民生活基礎調査
P.162 参照

集団の調査には，**悉皆調査**と**標本調査**がある。母集団全体を対象とする悉皆調査の代表的なものには**国勢調査**がある。また，母集団から一部分を標本として抽出する標本調査の代表的なものには**国民生活基礎調査**がある。

表1　悉皆調査と標本調査

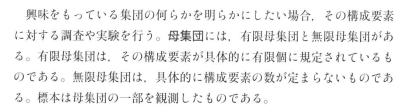

	悉皆調査	標本調査
費用	大	小
調査員数	大	小
調査期間	長	短
標本抽出作業	不要	必要
複雑な調査	不可	可
標本誤差	無	有
非標本誤差	有	有

母集団が大きい場合の悉皆調査には，莫大な経費を必要とすること，集計に時間がかかること，複雑な調査項目を調査できないことなどの欠点がある。また，実際の調査では，費やせる労力，費用，時間などは限られていることなどの制約もある（表1）。このため，母集団が大きい場合には，一部の対象だけを統計的に偏りがないように抽出して標本調査を行うことが多い。

標本調査では，標本が母集団の特性を正しく反映するように標本抽出を行う必要がある。**標本抽出**には有意抽出と無作為抽出がある。有意抽出は，母集団の中から代表的または平均的と考えられる個体を抽出するものである。このため，対象とする個体を抽出するにあたり抽出者の主観が入ることに注意する必要がある。母集団から無作為に個体を抽出する**無作為抽出**では，抽出者の主観を排除して抽出できる。

標本調査に伴う誤差には，標本誤差と非標本誤差がある。標本抽出することで生じる**標本誤差**は，数値評価が可能な誤差であり，悉皆調査では発生しない。非回答や調査票への記入ミスで生じる**非標本誤差**は，数値評価が不可能な誤差であり，悉皆調査でも標本調査でも発生する。

3　標本抽出法

標本の中の調査対象の数を標本の大きさ（標本サイズ）という。標本抽出は，母集団からサイズ n の標本を作ることである。標本抽出は母集団についての推測を行うことを目的とするのであるから，標本が母集団の構成を反映するように実施する必要がある。標本抽出の方法には，単純無作為抽出法，系統抽出法，層化抽出法，多段抽出法などがある。

単純無作為抽出法は，一覧表から乱数表などを用いて標本を抽出するため，集団のリストを作成することが困難な大規模調査には不向きである。比較的小さい集団を対象として調査に用いることになる。単純無作為抽出法は，すべての無作為抽出の基本である（図1）。

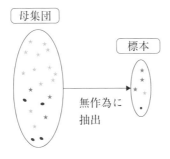

図1　単純無作為抽出法

系統抽出法は，最初だけ無作為に抽出し，第2番目以降は等間隔に抽出する方式であり，等間隔抽出法ともいう。単純無作為抽出法と比較すると，乱数表を1度使用するだけなので，効率が大きく向上する。一

無作為抽出
母集団から無作為に個体を抽出

標本誤差
標本を抽出して調査することにより生じる誤差

非標本誤差
調査への非回答や調査票への記入ミスなどにより生じる誤差

単純無作為抽出法（simple random sampling）
母集団全体の一覧表から，無作為に（乱数表を使用して）抽出単位を抽出

系統抽出法（systematic sampling）
母集団全体の一覧表から，最初の抽出単位のサンプリングにだけ乱数表等を使用し，第2番目以降の抽出単位は等間隔（一定の間隔）で抽出

方，母集団の一覧表に周期性があると，偏った調査結果となることがある。また，単純無作為抽出法と同様に，大規模調査には不向きである（図2）。

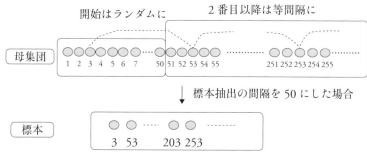

図2　系統抽出法

層化抽出法（stratified sampling）
母集団を属性により層別化（グループ化）し，各層の大きさに応じた抽出単位を抽出

　層化抽出法は，母集団を属性により層別化し，各層の大きさに応じて抽出単位を抽出する方式である。対象とする母集団に対して，少なくとも1つの特性を事前に理解しておく必要がある。具体的には，年齢層別，職業別，地域別などの層別化がある。層化抽出法による標本は母集団のもつ特性が反映されている可能性が高い（図3）。

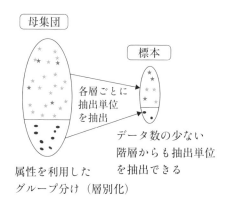

図3　層化抽出法

多段抽出法
母集団を属性によりグループ化し，対象グループを無作為に抽出した後，抽出されたグループ内で抽出単位を単純無作為抽出する方法

　多段抽出法は，対象グループを無作為に抽出し，そのグループ内で単純無作為抽出を行う方法であり，事前に，母集団の属性を少なくとも1つは知っておく必要がある。図4に示すように，具体的には，第1段

階で全都道府県の中から所定数の都道府県を無作為に抽出，第2段階で抽出された各都道府県からそれぞれ所定数の市区町村を無作為に抽出，第3段階で市区町村の中から所定数の抽出単位を無作為に抽出するような方法である。

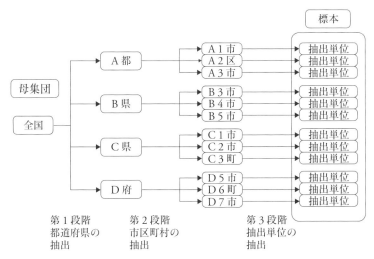

図4　多段抽出法

練 習 問 題

1　適切な語句の組み合わせを選べ。

標本調査に伴う誤差には，標本誤差と非標本誤差がある。（ア）は，標本を抽出して調査することにより生じる誤差であり，数値評価が（イ）な誤差である。（ウ）は，調査への非回答や調査票への記入ミスなどにより生じる誤差であり，数値評価が（エ）な誤差である。

① （ア）非標本誤差　　（イ）可能　　　（ウ）標本誤差　　　（エ）不可能
② （ア）標本誤差　　　（イ）可能　　　（ウ）非標本誤差　　（エ）不可能
③ （ア）標本誤差　　　（イ）不可能　　（ウ）非標本誤差　　（エ）可能
④ （ア）非標本誤差　　（イ）不可能　　（ウ）標本誤差　　　（エ）可能

2　悉皆調査と標本調査の説明で，正しいものを選べ。

① 標本調査の集計には，悉皆調査と比較して時間がかかる。
② 国勢調査は標本調査の代表例である。
③ 悉皆調査には多大な経費を必要とする。
④ 複雑な調査項目を調査するときは，悉皆調査を行うと容易にできる。

3 　社員数1万人のA社で職員の飲酒と肝機能に関する調査をするため，職員の約1割を標本として抽出することにした。選択の偏りが最も小さいのはどれか。

（第94回保健師国家試験午前問題63）

① 誕生日が10月の者
② 日本酒換算で1日2合以上の飲酒者
③ 会社の健康教室参加者
④ 年齢の若い社員順

4 　職場でアンケート調査を行うことにした。この職場は，構成人員は200名，女性80％，男性20％で構成されている。そこで層化抽出法により，回答者を選定することにした。男性を6名選定した。女性は何名選定することが適切か。

5 　母集団を，年齢，職業，都道府県などのような，ある共有の特性をもついくつかのサブ集団に分け，各サブ集団の大きさに比例させて標本を無作為に抽出する方法はどれか。

① 系統抽出法
② 層化抽出法
③ 単純無作為抽出法
④ 多段抽出法

コラム 5 米国大統領選挙の予測

　1936年の米国大統領選挙では，民主党のルーズベルトと共和党のランドンの対決となった。当時，世論調査で最も信頼されていたリテラリー・ダイジェスト社は，200万人以上を対象とした調査結果から，ランドンが当選することを予想した。一方で，世論調査に新規参入したギャラップ社は，3000人ほどを対象とした結果から，ルーズベルトが当選することを予想した。対象者の数でいえば，200万対3000，ケタが違う。また，当時は世界恐慌の最中にありルーズベルトは力不足と評されていたから，リテラリー・ダイジェスト社の予想が的中すると思われた。

　しかし結果はルーズベルトの勝利となり，予想合戦ではギャラップ社に軍配があがった。リテラリー・ダイジェスト社は200万人もの回答を得ていたのに，なぜ予想を外したのだろうか？　理由は標本抽出法にある。リテラリー・ダイジェスト社が対象としたのは，雑誌の購読者，自動車の保有者，電話の利用者など，当時としては裕福な層であった。不況の中で，裕福な人々とそうでない人々の支持が分かれたのである。非常に大きな標本でも，偏りがあると母集団の状況を反映しない。ギャラップ社では，層化抽出法のような標本抽出が用いられた。偏りなく標本を選ぶことで，母集団の代表性を確保したといえる。

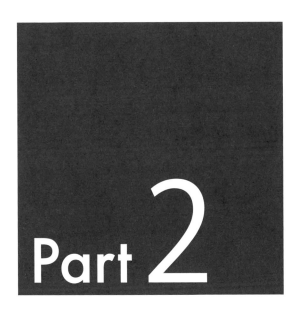

Part 2

データから推測する 👉

　データ解析の手法として，検定や推定と呼ばれるものがある。検定や推定では，手元にあるデータについて判断するだけでなく，手元のデータの背後にあるデータ集団についての結論を導くものである。

　Part 2 では，検定や推定を行うにあたり，基礎となる考え方やいくつかの検定や推定の例について述べる。基礎となるものとして，正規分布などのデータの分布や，母集団と標本の関係などについて述べる。また，検定や推定の例としては，平均値の区間推定やいくつかのタイプの平均値の検定などについて述べる。

1 確率の基礎

推測統計は，手元のデータから背後にある集団に関する結論を導くものである。ここでは，推測統計の概要やその基礎をなす確率について述べる。具体的には，サイコロの出た目のような離散型確率，身長のような連続型確率，条件付き確率，期待値などについて述べる。

1 推測統計の概要

自然現象や社会集団のデータの分布や特性値を正確に知ることは，難しいことである。時間的制約，コストの制約，倫理的制約から，全体の分布を知ることが不可能であるといっても間違いないデータは数多くある。例えば，日本の40歳代男性の身長の分布を正確に把握するためには該当者すべての身長を計測する必要がある。しかし，時間と費用が膨大になり，実質的には不可能である。また，製品の強度を検査するために，落下検査を行うことがある。落下検査は製品の破壊や損傷を伴う検査であるため，全製品に対して落下検査を実施することも不可能である。

一方，現実に観測されるデータの分布を観察すると，平均値付近に多くのデータが集まり，その前後にデータがばらついているような分布の形状をよく見かける。この平均値付近に多くのデータが存在する分布の一つが正規分布である。正規分布は，平均値を分布の中心とする釣鐘型の分布であり，平均値と標準偏差で，その形状が一意に決まる特性を有している。そして，正規分布にはしっかりした理論的裏づけがある。多くのデータの分布が正規分布やそれに近い分布をしていることも知られている。

推測統計では，部分の事実から全体についての帰納的推論を行う。つまり，結果の一般化や普遍化を目的にしている。結果を一般化する対象は，観測データではなく，その背後にある現象や集団である。統計的推論では，結果が棄却された場合は強く主張できるが，採択された場合は主張できないことに注意を要する。

図1に示すように，推測統計において，手元にあるデータは標本のみで，母集団全体のデータは入手できないものである。推測統計では，標本から母集団の特性値を推測する。しかしながら，標本からの推定値は，母集団の真の特性値より大きな場合も小さな場合もありうる。推定値は，新しい標本抽出を行えば異なる値となる。言い換えると，標本抽出により求めた推定値は，標本から得られた偶然の値に過ぎないものである。推測統計では，このような推定値から確率的に母集団の特性値を判断する。

推測統計
一部の観測データから，その背後にある母集団の特性値の推測を確率論的に行うための統計

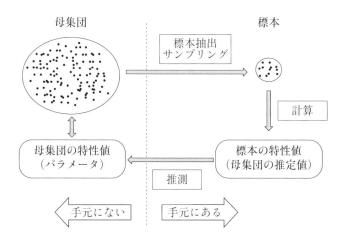

図1　手元にあるデータと手元にないデータ

2　離散型確率変数

　確率変数は，確率的に変動する変数である。確率変数には，離散型確率変数と連続型確率変数がある。

　離散型確率変数の**確率**は，それぞれの離散点に対して定義される。離散点での値を x_i，確率を $Pr(i)$ と表すと，n 個の離散点があれば，

$$Pr(1) + Pr(2) + \cdots + Pr(n) = 1$$

となる。

　確率変数はいろいろな値をとる。確率変数の分布の特徴も，期待値（平均）や分散で要約することができる。**期待値**は確率分布の中心傾向を表す指標である。期待値は（確率変数の値×確率）の合計で求めることができる。離散型確率変数では次のように計算する。

$$\text{期待値}\quad E(X) = x_1 Pr(1) + x_2 Pr(2) + \cdots + x_n Pr(n) = \sum_{i=1}^{n} x_i Pr(i)$$

　確率変数の分散は，期待値からのズレ，分布に散らばり具合を表す。離散型確率変数では，分散は次のように求める。

　　分散 $= \{(\text{確率変数の値} - \text{期待値})^2 \times \text{確率}\}$ の合計

　数式で表すと次のようになる。

確率
ある事象の起こることが期待される割合。値は 0 から 1

離散型確率変数
変数は離散的な値をとり，各離散点に対して確率が定義される確率変数

期待値
確率変数がとる平均的な値。確率変数の値×確率の合計の値

$$\begin{aligned}
\text{分散} \quad & Var(X) \\
= & (x_1 - E(X))^2 Pr(1) + (x_2 - E(X))^2 Pr(2) + \\
& \cdots + (x_n - E(X))^2 Pr(n) = \sum_{i=1}^{n} (x_i - E(X))^2 Pr(i)
\end{aligned}$$

　令和元年のハロウィンジャンボ宝くじ（1枚300円）の期待値を計算したものが図2である。宝くじの期待値は，（当せん金額×当せん確率）の総和となる。当せん金額，当せん本数，発行数は，公開データから入力した。当せん確率，当せん金額×当せん確率，期待値は，Excelで計算した。この結果，この宝くじの期待値は約142円であった。

　なお，当せん確率（E列）は，当せん本数÷発行数で求めるが，1等での計算式を6等までコピーすることを考えると，Excelの行絶対参照機能を利用すると便利である。

実教HP

	A	B	C	D	E	F	G
1							
2			公開データ			計算結果	
3		等級	当せん金額（円）	当せん本数	当せん確率	当せん金額×当せん確率	
4		1等	300,000,000	8	0.0000001	30	
5		1等の前後賞	100,000,000	16	0.0000002	20	
6		1等の組違い賞	100,000	792	0.0000099	0.99	
7		2等	5,000,000	16	0.0000002	1	
8		3等	1,000,000	800	0.00001	10	
9		4等	100,000	16,000	0.0002	20	
10		5等	3,000	800,000	0.01	30	
11		6等	300	8,000,000	0.1	30	
12							
13			発行数	80,000,000	期待値	141.99	
14							

当せん確率は，当せん本数÷発行数で計算する。E4の式は，＝D4/D\$13となる。

E4の式は，E5〜E11まで，オートフィルすることを前提に考え，行絶対参照を利用している。

期待値は，（当せん金額×当せん確率）の総和であるから，F13の式は，＝SUM(F4:F11) となる。

図2　宝くじの期待値の計算

3　確率と和事象・積事象

　離散的確率の取り扱いでは，場合の数の数え上げが必要になる。このとき，複数の条件による数え上げが出現する。ここでは，複数条件の数え上げに必要な和事象，積事象について述べる。

　同じ状態のもとで繰り返すことができ，その結果が偶然によって起きる実験や観測などを試行という。試行の結果起こる事柄を**事象**という。そして，ある事象Aの確率を $P(A)$ と表す。起こりうる全事象の確率を加えると1になる。事象Aが起こる確率 $P(A)$ は，$P(A)$ =（事象Aが起

事象
試行の結果起こる事柄

こる場合の数)／(起こりうるすべての場合の数) となる。

　事象Aと事象Bの2つの事象があり，事象Aまたは事象Bが生じるという事象を事象Aと事象Bの**和事象**といい，$A \cup B$ と表す。その確率は $P(A \cup B)$ と表す。事象AとBが同時に生じるという事象を，事象Aと事象Bの**積事象**といい，$A \cap B$ と表す。その確率は $P(A \cap B)$ と表す。事象Aが生じないという事象をAの余事象という（図3）。

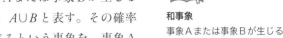

和事象
事象Aまたは事象Bが生じる
事象

積事象
事象Aと事象Bが同時に生じ
る事象

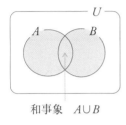

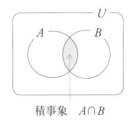

全体集合 U
部分集合 A
部分集合 B
和集合 $A \cup B$
積集合 $A \cap B$

和事象　$A \cup B$　　　　　　　　　　積事象　$A \cap B$

図3　和事象と積事象

　和事象と積事象の間には，次のような加法定理が成り立つ。

$$P(A \cup B) = P(A) + P(B) - P(A \cap B)$$

4　条件付き確率

　2つの事象A，Bがあるとき，一方が起きたことを知ったうえで，他方が起きる確率を条件付き確率という。事象A，Bについて，事象Aの発生を前提とした事象Bの**条件付き確率**を $P(B \mid A)$ と表すと，$P(A) \neq 0$ であれば，

$$P(B \mid A) = \frac{P(B \cap A)}{P(A)}$$

条件付き確率
事象Aが生じたもとで事象B
が生じる確率

となる。例として，サイコロの出た目が，「奇数」かつ「2以上」の確率を求めることを考える。「奇数」を事象A，「2以上」を事象Bとする。事象A $= \{1, 3, 5\}$，事象B $= \{2, 3, 4, 5, 6, \}$ となる。つまり，サイコロの出た目が「奇数」である（事象A）確率 $P(A)$ は $\frac{1}{2}$ である。そして，「奇数」かつ「2以上」の事象（$A \cap B$）は $\{3, 5\}$ であり，その確率 $P(A \cap B)$ は $\frac{1}{3}$ である。また，出た目が「奇数」である（事象Aが生じた $\{1, 3, 5\}$）のもとで，「2以上」となる（事象Bが生じる $\{3, 5\}$）確率 $P(B \mid A)$ は，

$\dfrac{2}{3}$ である。つまり,

$$P(B \mid A) = \frac{P(B \cap A)}{P(A)} = \frac{\dfrac{1}{3}}{\dfrac{1}{2}} = \frac{2}{3}$$

が成立する。

　また,条件付き確率の式は,次のように変形することもできる。
$$P(A \cap B) = P(A \mid B)P(B) = P(B \mid A)P(A)$$

5　連続型確率変数

　連続型確率変数は連続的な値をとるため,連続型確率変数の確率は,確率変数の区間に対して値が生じるものとして定義される。

　x 軸と関数で囲まれるある区間の面積が確率に対応する関数を確率密度関数という。$-\infty$ から $+\infty$ の範囲で,確率密度関数と x 軸で囲まれる面積は 1 になる。つまり,確率密度関数を $f(x)$ とすると,

$$\int_{-\infty}^{\infty} f(x)\,dx = 1$$

となる。区間 $[a,\ b]$ の確率は,次のように計算する。

$$\boxed{Pr(a \leqq x \leqq b) = \int_{a}^{b} f(x)\,dx}$$

　確率密度関数と確率の関係を図 4 に示す。

　また,連続型確率変数における期待値 $E(X)$ と分散 $Var(X)$ は次のように計算する。

$$\boxed{\begin{aligned} E(X) &= \int_{-\infty}^{\infty} x f(x)\,dx \\ Var(X) &= \int_{-\infty}^{\infty} \{x - E(X)\}^2 f(x)\,dx \end{aligned}}$$

　確率変数の期待値や分散には,次のような性質がある（X, Y を確率変数,期待値を $E(X)$, $E(Y)$, 分散を $Var(X)$, 定数を a, b とする）。

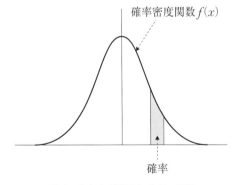

確率密度関数 $f(x)$

確率

図 4　確率密度関数と確率の関係

$$E(aX+b) = aE(X) + b$$
$$E(X+Y) = E(X) + E(Y)$$
$$Var(X) = E(x^2) - E(x)^2$$
$$Var(aX+b) = a^2 Var(X)$$

練 習 問 題

$\boxed{1}$　適切な語句の組み合わせを選べ。

　事象Aまたは事象Bが生じる事象を（ア）といい，事象Aと事象Bが同時に生じる事象を（イ）という。そして，確率変数がとる平均的な値は（ウ）という。また，連続型確率変数の確率は（エ）に対して生ずる。

① （ア）積事象　（イ）和事象　（ウ）期待値　　（エ）点
② （ア）和事象　（イ）積事象　（ウ）期待値　　（エ）区間
③ （ア）積事象　（イ）和事象　（ウ）幾何平均　（エ）点
④ （ア）和事象　（イ）積事象　（ウ）幾何平均　（エ）区間

$\boxed{2}$　薬局で花粉症患者80名の処方内容の調査を行った。患者の90％に内服薬が処方されていた。患者の30％には点眼薬が処方されていた。そして，6名の患者には内服薬も点眼薬も処方されていなかった。内服薬と点眼薬の双方を処方されている患者は何人か。

$\boxed{3}$　X, Yが確率変数であるとき，$E(X) = 3$とすると，確率変数$Y = 2X + 5$の期待値を求める。

$\boxed{4}$　クリニックの待合室に，4名の高血圧症の患者と6名のその他の疾患の患者がいる。最初に高血圧症の患者が診察室に呼ばれた。このとき，次にその他の疾患の患者が診察室に呼ばれる確率を求めよ。

コラム　6 遺伝と統計

　遺伝とは，親の形質が子に伝わる現象である。メンデル（1822-1884）は，ブルノ（現在のチェコ共和国）の聖トマス修道院の僧侶であった。聖トマス修道院は科学を奨励しており，メンデルはその能力を認められてウィーン大学に国内留学し，数学，物理学，生物学を修める。修道院に帰った後，メンデルは修道院の中庭で8年間にわたってエンドウマメの交配の実験を重ね，"メンデルの遺伝の法則"と呼ばれる形質の遺伝の法則性を発見した。

　メンデルは，膨大な実験データを統計的に処理する手法を用いた。それまでの生物学者にはない，物理学，数学などの能力や知識をもっていたことが，画期的な発想やデータ処理につながったのであろう。しかし当時は学界に認められず，発表後30年以上経ってから，業績が「再発見」されたといわれている。

2 正規分布

確率分布は確率変数の値とその値の確率の対応の様子である。その確率分布において，代表的なものが正規分布である。ここでは，正規分布の形状や分布の特徴，標準正規分布，正規分布表の使用，区間確率の求め方，上側確率と下側確率の考え方，代表的な Excel 関数などについて述べる。

1 正規分布の概要

確率分布は確率変数の値とその値の確率の対応の様子である。その確率分布において，代表的なものが正規分布である。正規分布は，自然現象，社会現象の中でよく見受けられる分布である。たとえば，身長の分布や体重の分布は，正規分布に近い分布をすることが知られている。

正規分布の形状にはいくつかの特徴がある。①分布の山が一つの**単峰性**であり，山が複数ある多峰性ではない。②平均を山のピークとして，左右同一の分布をしている。つまり，**左右対称**な形状をしている。③全体的な形状は**釣鐘型**（ベル型）である。また，正規分布の変数は，サイコロの出た目のように離散的（1, 2, 3, 4, 5, 6 に限定）なものでなく，$-\infty$ から $+\infty$ までの範囲のすべての値をとる連続的なものである。そして，正規分布では，平均値，中央値，最頻値の 3 つの値が一致している。

また，正規分布の形状は，平均と標準偏差の 2 つが決まると 1 種類に決まる。これは，直線の形状は 2 点が決まると 1 種類に決まり，長方形の形状は長辺の長さと短辺の長さの 2 つが決まると 1 種類に決まるのと同様なものである。

一般的な正規分布は，平均 μ と標準偏差 σ で定義され，$N(\mu, \sigma^2)$ と表す。その確率密度関数は次のようなものである。

$$f(x) = \frac{1}{\sqrt{2\pi}\,\sigma} e^{-\frac{(x-\mu)^2}{2\sigma^2}}$$

π：円周率　**3.141…**

e：自然対数の底　**2.718…**

正規分布の確率密度関数のグラフ（$y=f(x)$ のグラフ）は，平均値 μ に関して対称な形状をしており，図 1 のようになる。グラフと区間確率との関係は，ある区間におけるグラフと横軸に囲まれる面積が，その区間の確率に対応している。また，正規分布の区間確率はよく知られており，代表的な値を表 1 に示す。

確率分布
確率変数の値とその値の確率の対応の様子

正規分布（normal distribution）
代表的な連続型確率分布であり，その形状は，単峰性，釣鐘型，左右対称である。
平均値＝中央値＝最頻値

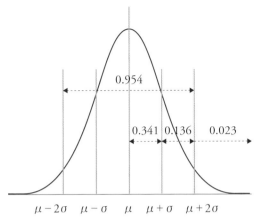

図1 正規分布のグラフ

表1 正規分布の代表的な区間確率

区　間	確　率
平均値(μ)　〜　平均値＋標準偏差($\mu+\sigma$)	0.341
平均値＋標準偏差　〜　平均値＋2×標準偏差	0.136
平均値(μ)　〜　平均値＋2×標準偏差($\mu+2\sigma$)	0.477

　表1を利用すると，「男子高校生の身長の分布が，平均170 cm，標準偏差6 cmの正規分布であるとき，158 cmから176 cmの区間には，どのくらいの割合の高校生が当てはまるか」を求めることができる。身長158 cmは，（平均値－2×標準偏差）の値であり，身長176 cmは，（平均値＋標準偏差）の値である。したがって，身長158 cmから176 cmの区間の高校生の割合は，47.7＋34.1＝81.8%となる。

2　標準正規分布

　正規分布の中で，平均0，標準偏差1の正規分布，$N(0,1)$ を**標準正規分布**という。標準正規分布の確率密度関数は，次のようなものである。

$$f(z) = \frac{1}{\sqrt{2\pi}} e^{-\frac{z^2}{2}}$$

π：円周率　3.141…

e：自然対数の底　2.718…

　標準正規分布の曲線は，図2のように平均値である0付近にデータ

標準正規分布
平均0，標準偏差1の正規分布

が集中している。標準正規分布はいろいろな考え方の基礎となっている重要なものである。

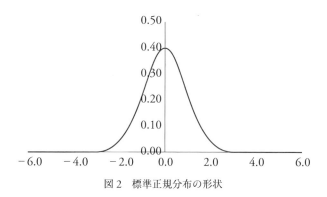

図2　標準正規分布の形状

正規分布表
標準正規分布における区間確率を一定の規則で表にしたもの

標準正規分布に従う確率変数 x の区間確率は，付表1のような**正規分布表**としてまとめられている。正規分布表を使用すると，標準正規分布の0から z までの区間確率 $Pr(0 \leqq x \leqq z)$ を容易に求めることができる。例として，0から1.12までの区間確率 $Pr(0 \leqq x \leqq 1.12)$ を求めてみる（図3）。付表1の列側が確率変数の小数点以下1桁目まで（図中では1.1）を，行側が小数点以下2桁目（図中では.02）を示す（図4）。このことから，区間確率 $Pr(0 \leqq x \leqq 1.12)$ は 0.3686 であることがわかる。1.12から＋無限大までの区間確率 $Pr(x \geqq 1.12)$ は，$0.5 - Pr(0 \leqq x \leqq 1.12)$ を求めればよい。また，-1.12 から0までの区間確率 $Pr(-1.12 \leqq x \leqq 0)$ は，正規分布の左右対称性から，0から1.12までの区間確率を求めればよい。

逆に，区間確率に対応する確率変数の値 z も求めることができる。区間確率が $0.1 (Pr(0 \leqq x \leqq z) = 0.1)$ である z の値を求めてみる。付表1から，0.1に最も近い値を見つけると 0.0987 である。この値に対応する z の値は，0.25 である。

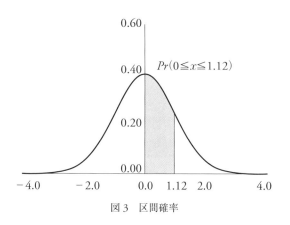

図3　区間確率

z	.00	.01	(.02)	.03	$\cdots$
	$\cdots$				$\cdots$
1.0	0.3413	0.3438	0.3461	0.3485	$\cdots$
(1.1)	0.3643	0.3665	(0.3686)	0.3708	$\cdots$
1.2	0.3839	0.3867	0.3888	0.3907	$\cdots$
	$\cdots$	$\cdots$	$\cdots$	$\cdots$	$\cdots$

図 4　正規分布表で，$z=1.12$ に対応する値

標準正規分布の代表的な区間の区間確率は，表 2 のようになる。

表 2　標準正規分布の区間確率

区　　間	確　　率
$0 \sim 1$	0.341
$1 \sim 2$	0.136
$-1.64 \sim 1.64$	0.90
$-1.96 \sim 1.96$	0.95
$-2 \sim 2$	0.954
$-2.58 \sim 2.58$	0.99

3　標準正規分布への変換

　正規分布は，平均と標準偏差の値にかかわらず，分布の形状が同一で
あるため，一般の正規分布を平均 0，標準偏差 1 の標準正規分布に変換
することで，分布の確率を同一の基準で評価できる。ここでは，平均 μ，
標準偏差 σ の正規分布に従う確率変数 x から標準正規分布の確率変数 z
への変換について述べる。

　$x = \sigma z + \mu$ であるから，正規分布から標準正規分布への変換には，次
の式を利用すればよい。

$$z = \frac{x - \mu}{\sigma}$$

　この式は，x の平均 μ からの距離が標準偏差 σ の z 倍になることを表
している。次にグラフと対応づけて考えてみる。図 5 のグラフ 1 は，
$N(3, 2^2)$（正規分布：平均 3，標準偏差 2）の確率変数 x の分布である。
確率変数 x の平均値を 3 から 0 に変換するためには，$y = x - 3$ の変換を
行えばよい。グラフ 2 は，$N(0, 2^2)$（正規分布：平均 0，標準偏差 2）
の確率変数 y の分布である。確率変数 x から確率変数 y への変換は，グ

ラフ 1 からグラフ 2 への変換に対応する。さらに，標準偏差を σ から 1
に変換するために，σで除する。この変換はグラフ 2 からグラフ 3 への
変換に対応する。

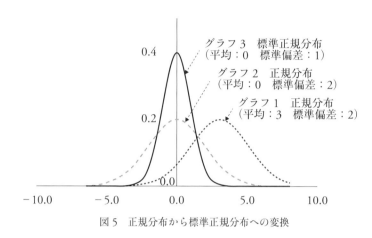

図 5　正規分布から標準正規分布への変換

4　累積確率

　確率分布では，図 6 に示すように，−∞ からある値までの累積確率
を**下側確率**，下側確率に対応する確率変数の値を**下側確率点**という。同
様に，**上側確率**と**上側確率点**が定義できる。**両側確率**は，下側確率と上
側確率の和であり，両側確率に対応する確率変数の値を両側確率点とい
う。

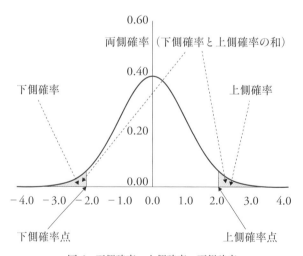

図 6　下側確率，上側確率，両側確率

5 正規分布と Excel

Excel には，標準正規分布や一般の正規分布の確率変数に対応する関数が用意されている。具体的には，NORM.S.DIST( )，NORM.S.INV( )，NORM.DIST( )などが用意されている。ここでは，正規分布表の代わりに Excel 関数を用いて，区間確率の値や下側確率点の値を求めてみる。

5.1 区間確率の計算

標準正規分布において，区間確率 $Pr(0 \leqq x \leqq 1.2)$ を Excel で求めるには，下側確率を求める関数 NORM.S.DIST( ) を使用する。下側確率を求める関数から区間確率を求めるためには，区間確率を下側確率の差に変換する必要がある。この場合は，

$$Pr(0 \leqq x \leqq 1.2) = Pr(x \leqq 1.2) - Pr(x \leqq 0)$$

である。

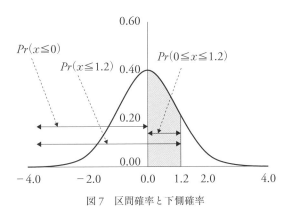

図7　区間確率と下側確率

そこで，最初に，$Pr(x \leqq 1.2)$ と $Pr(x \leqq 0)$ の値を NORM.S.DIST( ) で求める（図7）。$Pr(x \leqq 1.2)$ の値を求める場合は，NORM.S.DIST(1.2,TRUE) と記述すればよい。したがって，区間確率 $Pr(0 \leqq x \leqq 1.2)$ は次のようになる。

$$Pr(0 \leqq x \leqq 1.2) = Pr(x \leqq 1.2) - Pr(x \leqq 0)$$
$$= \text{NORM.S.DIST}(1.2,\text{TRUE}) - \text{NORM.S.DIST}(0,\text{TRUE})$$
$$= 0.88493 - 0.5 = 0.38493$$

また，一般の正規分布では，分布により平均値と標準偏差が異なるため，平均値や標準偏差の値も引数に指定する必要がある。標準正規分布で下側確率などを求める NORM.S.DIST( ) に対応する関数は NORM.DIST( ) である。

5.2　下側確率点の計算

次に，標準正規分布において，下側確率 $Pr(0.975 \leq x)$ に対する下側確率点（図 8）を Excel で求める。Excel では下側確率点を求める関数 NORM.S.INV( ) が用意されている。下側確率 $Pr(0.975 \leq x)$ を求める場合には，NORM.S.INV(0.975) と記述すると，その値 1.959 が得られる。

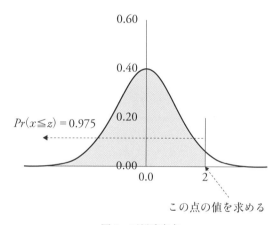

図 8　下側確率点

Excel 関数　**NORM.S.DIST ( )**

NORM.S.DIST(確率変数 x，関数形式) は，標準正規分布において，確率変数 x に対する確率密度関数の値や下側確率を求める関数である。関数形式には，TRUE，FALSE を指定する。

関数形式

TRUE　下側確率（$-\infty$ から x までの累積確率）を求める

FALSE　確率変数 x に対する確率密度関数の値を求める

Excel 関数　**NORM.DIST ( )**

NORM.DIST(確率変数 x，平均値，標準偏差，TRUE/FALSE) は，一般の正規分布において，確率変数 x に対する確率密度関数の値や累積確率を求める関数である。関数形式には，TRUE，FALSE を指定する。

関数形式

 TRUE 下側確率（$-\infty$ から x までの累積確率）を求める

 FALSE 確率変数 x に対する確率密度関数の値を求める

| Excel 関数 | NORM.S.INV ( ) |

 NORM.S.INV（確率 p）は，標準正規分布において，下側確率 p を指定して下側確率点を求める関数である。

練 習 問 題

1 正規分布表を利用して値を求めよ。

① 区間確率 $Pr(-1.0 \leq x \leq 1.9)$ の値 ② 区間確率 $Pr(0 \leq x) = 0.4505$ となる x の値

2 Excel を利用して値を求めよ。

① 標準正規分布において，下側確率が 0.4 となる下側確率点

② 平均 10，標準偏差 3 の正規分布における区間確率 $Pr(x \leq 12)$ の値

3 500 人受験した大規模テストの結果が正規分布をしており，平均点 60，標準偏差 10 であった。このテストで 70 点以上の者と，40 点以下の者は何人いたか，適切なものを選べ。

① 70 点以上 158 人 40 点以下 24 人

② 70 点以上 158 人 40 点以下 12 人

③ 70 点以上 79 人 40 点以下 24 人

④ 70 点以上 79 人 40 点以下 12 人

4 平均値：0，分散 σ^2 の正規分布で，区間確率 $Pr(-1.2 \leq x \leq 1.2) = 0.95$ であった。このとき，分散の値を求めよ。

コラム 7 ガウスと正規分布

 正規分布は，しばしばガウス分布とも呼ばれる。ガウス（1777-1855）は天体観測結果の誤差の変動を分析し，正規分布についての理論を展開した。ガウスは幼少期から神童といわれ，小学校の時に先生から出された課題「1 から 100 までの整数をすべて足したらいくつになるか」を，数秒で正解してしまったという。またガウスは 18 歳で最小二乗法（Part 3 第 2 章「回帰分析」の回帰直線を参照）を発見，19 歳で正十七角形の作図法を発見，24 歳で小惑星の軌道を計算するなど，天文学，数学，物理学などの分野で多くの功績を残しており，現代の統計学にも多大な影響を与えている。天才としての逸話は枚挙にいとまがない一方で，ガウスは周りの人々と穏やかにつきあい，向学心にあふれる人物だったという。

 参考：山田大隆「神が愛した天才科学者たち」 角川ソフィア文庫

3 その他の確率分布

　確率分布には，正規分布以外にも2項分布やt分布など多くの確率分布がある。2項分布は手術の成功確率の計算などに，t分布は平均値の仮説検定などに利用される。ここでは，2項分布，χ^2（カイ2乗）分布，t分布について分布の特徴や形状について述べる。

1　2項分布

2項分布
成功か失敗のようにどちらか1つの結果に決まる事象の離散確率分布

　コイン投げの表か裏，手術の成功か失敗，病気にかかっているかいないか，などのように，どちらか1つの結果に決まる事象がある。**2項分布**は，離散型確率分布の代表的なものであり，Aになる確率が p（Bになる確率が $q=1-p$）の試行を n 回繰り返したとき，Aの結果が出る回数の分布である。図1は，$p=0.4$ の場合の試行回数による確率分布である。試行回数が増えると左右対称の形になっていく。

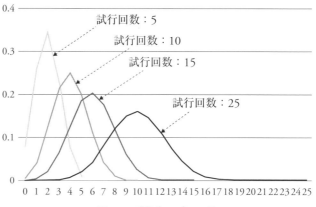

図1　2項分布のグラフ例

　手術の成功・失敗を例にして，2項分布を詳しく考えてみる。成功確率0.7の手術を6件して，2件目と5件目が成功した場合を，（失敗, 成功, 失敗, 失敗, 成功, 失敗）と表現する。失敗確率は0.3となるので，この組み合わせの発生確率は，$0.3 \times 0.7 \times 0.3 \times 0.3 \times 0.7 \times 0.3 = 0.003969$ となる。また，（成功, 成功, 失敗, 失敗, 失敗, 失敗）も，2件成功したケースである。このように，6件のうち2件成功するケースはいろいろあり，その組み合わせ総数は $_6C_2 = 15$ 通りである。このため，成功確率0.7の手術を6件して2件成功する確率は，$15 \times (0.3 \times 0.7 \times 0.3 \times 0.3 \times 0.7 \times 0.3) = 0.0595$ となる。

　そこで，Excel関数 BINOM.DIST( ) を利用して，成功率70%の手術

を 6 件行ったときの成功回数の確率を求めたのが，図 2 である。

	A	B	C	D	E
1					
2		試行回数	成功回数	確率	
3		6	0	0.001	
4		成功率	1	0.010	
5		0.7	2	0.060	
6			3	0.185	
7			4	0.324	
8			5	0.303	
9			6	0.118	
10					

セル D3 では，成功回数 0 回の確率を計算
する。D3 には，セル D4 〜 D9 までオー
トフィルすることを前提に，次の式が入る。
= BINOMDIST(C3,B$3,B$5,FALSE)

実教 HP

図 2　手術の成功率の計算

Excel 関数　BINOM.DIST( )

　BINOM.DIST(成功回数, 試行回数, 事象の起こる確率, 関数形式) は，
2 項分布の確率を求める Excel 関数である。関数形式には，TRUE，
FALSE を記述する。

　関数形式

　　TRUE　下側累積確率を求める

　　FALSE　確率を求める

　次に，2 件以上成功する確率を求める。6 件のうち 2 件以上成功する
確率を P，6 件のうち i 件成功する確率を $Pr(x=i)$ とすると，

$$P = Pr(x=2) + Pr(x=3) + Pr(x=4) + Pr(x=5) + Pr(x=6)$$

となる。これは，図 2 では，D5 から D9 の合計を計算すればよい。

　一方，全事象の確率の総和は 1 であり，

　　$Pr(x=0) + Pr(x=1) + Pr(x=2) + Pr(x=3) + Pr(x=4)$

　　　$+ Pr(x=5) + Pr(x=6) = 1$

となる。このことから，

　　$P = 1 - \{Pr(x=0) + Pr(x=1)\}$

となる。これは，全体の確率 1 から多くとも 1 件しか成功しない確率（0
回成功する確率と 1 回成功する確率の和）を減じたものである。図 2
では，1-D3-D4　を計算することになる。どちらの計算方法でも $P =$
0.989 となる。

　一般に，A と B の 2 値をとる 2 項分布において，n 回中 k 回 A となる

組み合わせは，${}_n\mathrm{C}_k$ 通りある。A となる確率を p（B となる確率 $q=1-p$）とすると，k 回 A となる確率 $Pr(x=k)$ は，次のようになる。

$$Pr(x=k) = {}_n\mathrm{C}_k \times p^k \times q^{n-k}$$

また，2 項分布の平均値（期待値）μ，分散 σ^2 は，試行回数を n とすると，$\mu=np$　$\sigma^2=npq$ となる。したがって，成功率 70％ の手術を 6 件行ったときの場合の平均値，分散は次のようになる。

平均　$\mu = 6 \times 0.7 = 4.2$

分散　$\sigma^2 = 6 \times 0.7 \times 0.3 = 1.26$

2　χ^2 分布

χ^2 分布（カイ 2 乗分布）
標準正規分布の 2 乗和を使用した連続型確率分布。自由度により分布が異なる

χ^2 分布は，標準正規分布の 2 乗和を使用しており，パラメータとして自由度を含んでいる。χ^2 分布は，実際に観測したデータの分布と理論的な分布が一致するかどうかの検定などに使用される。確率変数 x_1，x_2，……，x_n が互いに独立で，すべて標準正規分布であるとき，$\chi^2 = x_1^2 + x_2^2 + \cdots + x_n^2$ が従う確率分布を自由度 n の χ^2 分布という（図 3）。

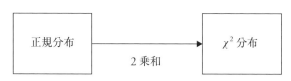

図 3　χ^2 分布と正規分布

χ^2 分布の形状は，自由度の大きさにより形状が異なる。図 4 に自由度 2，5，10，30 の χ^2 分布の確率密度関数のグラフを示す。

自由度
自由に変化させることができる変数の数。χ^2 分布や t 分布で定義される

χ^2 分布や t 分布では，**自由度**が規定されている。自由度は，簡単に表現すると，「自由に変化させることができる変数の数」といえる。例えば，標本から母集団の平均値を推定しようとすると，自由度は標本サイズより 1 少ない値となる。

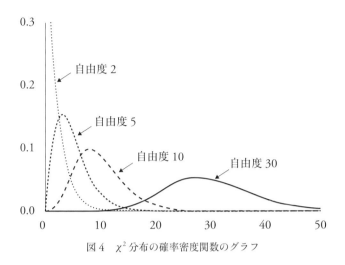

図4 χ^2分布の確率密度関数のグラフ

3 t分布

　t分布は，平均0を中心とした正規分布に近い形状の左右対称の分布をしている。そして，t分布はパラメータとして自由度を含んでおり，「自由度nのt分布」というように定義される。**t分布の形状**は自由度により異なり，自由度が小さくなると裾が広がり，自由度が大きくなると正規分布に近づく。自由度を∞にすると標準正規分布$N(0,1)$になる（図5）。t分布の確率密度関数は，Γ関数を使用して定義される。Γはギリシャ文字でガンマと読む。図6に自由度2，5，10のt分布の確率密度関数のグラフを示す。t分布は，母集団の標本を利用して母平均の区間推定や母平均の検定を行うときなどに利用される。

t分布
正規分布に類似した左右対称，釣鐘型の形状をしている連続型確率分布で，自由度を伴って定義される

t分布の形状
自由度が小さくなると裾が広がり，自由度が大きくなると正規分布に近づく

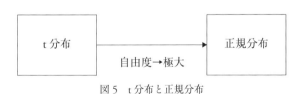

図5 t分布と正規分布

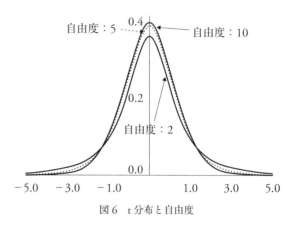

図 6 t 分布と自由度

4 t 分布と Excel

　t 分布は自由度に従う分布のため，t 分布表は自由度ごとに作成しなければならない。このため，t 分布表は大規模なものになってしまう。そこで，付表 2 のような t 分布の上側確率点の抜粋を利用することがある。この表は，自由度 f の t 分布の上側確率 p に対する上側確率点を表している。例えば，自由度 $f = 10$ の上側確率 0.05 に対する上側確率点は，1.812 となる。

　Excel には，標準正規分布や一般の正規分布と同様に，自由度，確率変数に対応する t 分布に関連した関数が用意されている。具体的には，T.DIST( )，T.DIST.2T( )，T.INV.2T( ) などの関数が用意されている。ここでは，これらの Excel 関数を用いて，t 分布の下側確率の値や両側確率点（パーセント点）の値を求めてみる。

4.1　下側確率，両側確率の計算

　自由度 10 の t 分布において，$t = 1$ までの下側確率 $Pr(-\infty \leqq t \leqq 1)$ を求める場合は，T.DIST(1,10,TRUE) と記述すればよい。

　また，自由度 12 の t 分布において，$t = \pm 1.5$ までの**両側確率** $P = Pr(1.5 \geqq t \geqq \infty) + Pr(-\infty \leqq t \leqq -1.5)$ を求める場合は，T.DIST.2T(1.5,12) と記述すればよい。

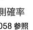

両側確率
P. 058 参照

Excel 関数　T.DIST( )

　T.DIST(確率変数 t，自由度 f，関数形式) は，自由度 f の t 分布において，確率変数 t に対する確率密度関数の値や下側確率を求める関数で

ある。関数形式は，TRUE か FALSE を記述する。

TRUE　下側確率（-∞から x までの累積確率）を求める場合

FALSE　確率変数 x に対する確率密度関数の値を求める場合

Excel 関数　T.DIST.2T( )

T.DIST.2T(確率変数 t，自由度 f) は，自由度 f の t 分布において，確率変数 $t(t>0)$ に対する両側確率を求める関数である（図7）。

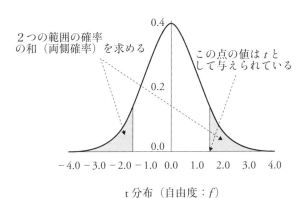

t 分布（自由度：f）

図7　Excel 関数 T.DIST.2T( ) と t 分布のグラフ

4.2　両側確率点の計算

自由度 15 の t 分布において，両側確率 0.05 に対応する上側確率点を求める場合は，T.INV.2T(0.05,15) と記述すればよい。

Excel 関数　T.INV.2T( )

T.INV.2T(両側確率 p，自由度 f) は，自由度 f の t 分布において，与えられた両側確率 p に対応する上側確率点を求める関数。

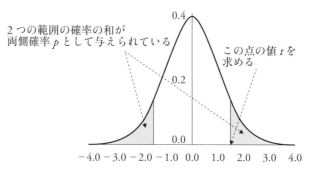

実教 HP

図8 Excel 関数 T.INV.2T( ) と t 分布のグラフ

　図9は，T.INV.2T( ) 関数や T.DIST.2T( ) 関数を用いて，t 分布の上側確率点や両側確率を求める例である。自由度14の t 分布において，両側確率0.05に対応する上側確率点は2.1448であり，自由度19の t 分布において，t 値2.05に対応する両側確率は0.0544であることがわかる。

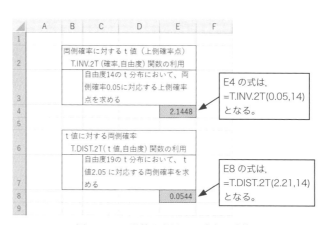

図9　Excel 関数を利用した確率の計算

5　F分布

　F分布は，2つの母集団の分散の比に関する検定などに利用される。F分布の形状は自由度により変化し，χ^2 分布の形状同様に，左に偏った形状をしている。また，F分布は，χ^2 分布に従う互いに独立した確率変数の比で表される。自由度 k_1 の χ^2 分布に従う確率変数を x_1，自由度 k_2 の χ^2 分布に従う確率変数を x_2 とすると，F分布に従う確率変数 F

は次のようになる。

$$F = \dfrac{\dfrac{x_1}{k_1}}{\dfrac{x_2}{k_2}}$$

練 習 問 題

1 確率分布に関する問題である。正しい組み合わせを選べ。

（ア）標準正規分布の2乗和を使用した連続型確率分布
（イ）自由度を伴って定義され，正規分布に類似した形状をしている連続型確率分布
（ウ）どちらか1つの結果に決まる事象の離散型確率分布

① （ア）χ^2 分布 （イ）2項分布 （ウ）t 分布
② （ア）2項分布 （イ）χ^2 分布 （ウ）t 分布
③ （ア）χ^2 分布 （イ）t 分布 （ウ）2項分布
④ （ア）t 分布 （イ）χ^2 分布 （ウ）2項分布

2 自由度 $f = 15$ の t 分布において，両側確率 0.05 に対する上側確率点の値を選べ（付表2参照のこと）。

① 1.341
② 1.753
③ 2.131
④ 2.602

3 自由度 19 の t 分布において，確率変数 t の値が 2.09 のときの両側確率を Excel で求めよ。

コラム 8 スチューデントとt分布
　スチューデントのt分布の"スチューデント"はペンネームであり，本名はゴセット（1876-1937）という。ゴセットはギネスビール醸造会社の技師であった。ビールを製造する過程で必要となるビール酵母の計量に統計分布を応用して，より正確な計量のための方法を考案した。ゴセットはこれを学術誌に発表したいと考えたが，会社は企業秘密が流出するのを防ぐために，従業員が研究発表をすることを禁止していた。そのためスチューデント（学生）というペンネームで発表したという。スチューデントはその後，30年以上にわたって，数々の重要な統計学の論文を発表する。その中で提示されたt分布は，今日も検定や推定で広く使われている。
　ゴセット自身は温和で控えめな人物だったが，終生，会社には研究論文のことを秘密にしていたらしい。

4 標本平均と中心極限定理

標本から母集団に関する結論を導くためには，母集団の特性値（平均値や分散）を推測しなければならない。ここでは，標本平均，標準誤差，不偏分散などについて述べる。さらに，標本平均に関する重要な法則・定理である大数の法則，中心極限定理についても述べる。

1 標本平均

標本平均
標本から算出した平均値

ある看護大学で，2年生80名の生活を調査するために，8名を抽出して標本調査を行うことにした。母集団80名から8名の標本を抽出することになるが，この調査で抽出される標本は，数多くある標本の一つである。標本が何パターンあるかは，母集団の大きさと標本サイズで決まる。そして，8名の標本から得たデータの平均値（**標本平均**）は母集団80名の平均値（母平均）の推定値ということになる。

この調査の場合，標本抽出のパターンの数は，異なる80個のものから8個を選ぶ組み合わせの総数として計算できる。一般に，n個からr個選ぶ組み合わせの総数は，

$$_nC_r = \frac{n!}{(n-r)!\,r!}$$

である。

そこで，Excelを使用して，実際のパターンが何通りあるかを計算してみる。組み合わせ数は，Excel関数COMBIN( )で計算できる。

Excel関数 **COMBIN( )**

COMBIN(総数, 抽出数) は，指定された総数から指定された抽出数を抜き取るパターン数を求める関数である。

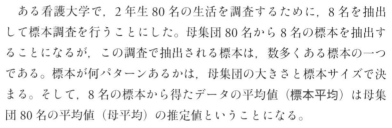

実教HP

図1　組み合わせの計算

図1は，80名の母集団から8名の標本を抽出するパターン数を計算している画面である。この結果，約290億通りあることがわかる。母集団から標本を抽出することは，この290億の中から1つを選ぶこと

を意味する。標本抽出を繰り返すと，標本は抽出のたびに異なるデータから構成され，算出される標本平均も異なる値となり，標本平均の分布ができる。この分布を**標本平均の標本分布**という（図2）。

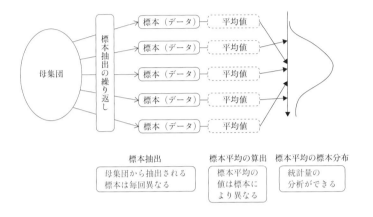

図2　標本抽出の繰り返しからできる標本平均の標本分布

2　大数の法則と中心極限定理

推測統計を理解するうえで，重要な法則・定理として，大数の法則と中心極限定理がある。

大数の法則は，「母平均がμである母集団から抽出した標本サイズnの標本の平均値$\bar{x}$を求めた場合，標本サイズnが大きくなるほど，平均値$\bar{x}$は母平均μに近づく」というものである。

具体的には，ある地域の40歳男性の平均体重を求める場合を考える。大数の法則は，標本サイズを10人，100人，1 000人と大きくしていくと，標本の平均値が母集団の平均値により近づくことを示している。

また，サイコロの出た目の確率は，どの目も$\dfrac{1}{6}$で等しい。1個のサイコロの出た目の確率は一様である。次に，2個のサイコロを振ったときの出た目の和の確率を考える。2個のサイコロの出た目の組み合わせは，図3のようになる。出た目は，2 〜 12の整数のいずれかの値であり，その確率分布をグラフにすると図4のようになる。1個のサイコロの出た目の確率分布は一様分布であるが，2個のサイコロの出た目の和の確率の分布は山型になる。サイコロの数をさらに増やしながら，出た目の和の確率の分布を描いていくと，その形状は正規分布に近づいていく。

中心極限定理（central limit theorem）
母集団の分布にかかわらず，母集団から抽出された標本の標本平均の分布は，標本サイズが大きくなると，正規分布に近づく

このような現象を一般的に述べたものが**中心極限定理**である。中心極限定理 は，図5に示すように，「母集団の分布がどのようなものであっても，母平均 μ，母分散 σ^2 の分布から抽出された標本サイズ n の標本の標本平均の分布は，n が大きくなると，正規分布 $N\left(\mu, \dfrac{\sigma^2}{n}\right)$ に近づく」 というものである。

　具体的には，正規分布から n 個の観測値を取り出し，標本平均を求めることを繰り返し行う場合，n が大きくなると，標本平均の分布は正規分布になる。また，サイコロの目のような一様分布から n 個の観測値を取り出し，標本平均を求めることを繰り返し行う場合，n が大きくなると，標本平均の分布は，この場合も正規分布になる。中心極限定理から，n がある程度大きければ，標本平均の分布は近似的に正規分布 $N\left(\mu, \dfrac{\sigma^2}{n}\right)$ とみなしてよいことになる。

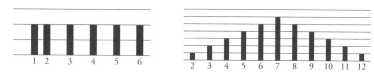

図3　2個のサイコロの出た目の組み合わせ

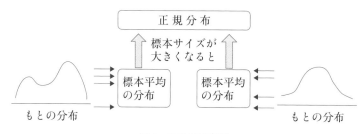

1個のサイコロの出た目の確率の分布　　2個のサイコロの出た目の確率の分布

図4　1個のサイコロの出た目の確率と2個のサイコロの出た目の確率の分布

図5　中心極限定理

3 標本平均と標準誤差

　標本平均の値は母平均を中心に分布しており，標本平均の分布の平均は母平均 μ に一致する。また，標本平均の分布の標準偏差は，$\dfrac{\sigma}{\sqrt{n}}$（σ：母集団の標準偏差，n：標本サイズ）になる。図 6 に示すように，標本平均の分布は母平均（中心）の周りにより多くのデータが集まり，母集団の分布に比較してばらつきが小さくなる。

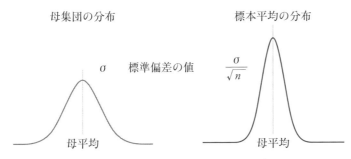

図 6　標本平均の分布における標準偏差

標準誤差（standard error）
標本平均の値を母平均の推定値と考えたときの推定誤差という意味

　標本平均の標本分布の標準偏差を**標準誤差**という。式で表すと，標準誤差 $SE = \dfrac{\sigma}{\sqrt{n}}$ となる。

　標準誤差が小さいほど，標本平均の分布のばらつきは小さく，推定精度はよい，といえる。母集団の標準偏差 σ を一定とすると，標本サイズを大きくすると標準誤差は小さくなる。

4 不偏分散

　分散と標準偏差は，標本のばらつきを表す値である。不偏分散は，母集団のばらつきの推定値を表す値である。

　標本サイズ n の不偏分散は，すべてのデータの偏差の 2 乗を合計し，$(n-1)$ で除した値である。不偏分散 s^2 を式で表すと，次のようになる。

不偏分散
母集団の分散を標本から推定した値

分散
P. 020 参照
標準偏差
P. 020 参照

$$s^2 = \frac{1}{n-1}\left\{(x_1-\overline{x})^2+(x_2-\overline{x})^2+\cdots(x_n-\overline{x})^2\right\}$$
$$= \frac{1}{n-1}\sum_{i=1}^{n}(x_i-\overline{x})^2 \qquad \overline{x}：標本平均$$

このとき，標準偏差 s は次のようになる。

$$s = \sqrt{\frac{1}{n-1} \sum_{i=1}^{n} (x_i - \overline{x})^2}$$

Excel 関数 VAR.S( )

VAR.S(セル範囲) は，指定されたセル範囲の数値を標本とみなし不偏分散を求める関数である。

Excel 関数 STDEV.S( )

STDEV.S(セル範囲) は，指定されたセル範囲の数値を標本とみなし標準偏差を求める関数である。

1 適切な語句の組み合わせを選べ。

母集団から抽出した標本の標本平均は，標本サイズが大きくなればなるほど母平均に近づく。これは（ア）といわれる。また，（イ）から，母集団から抽出された標本の標本平均の分布は，標本サイズが大きくなると，正規分布に近づくことが知られている。そして，母集団の分散を標本から推定した値を（ウ）という。

① （ア）中心極限定理 　（イ）大数の法則 　　（ウ）母分散
② （ア）大数の法則 　　（イ）中心極限定理 　（ウ）母分散
③ （ア）中心極限定理 　（イ）大数の法則 　　（ウ）不偏分散
④ （ア）大数の法則 　　（イ）中心極限定理 　（ウ）不偏分散

2 異なる 10 個のものから 3 個を選ぶ組み合わせの総数として正しいものを選べ。

① $\dfrac{10!}{3!}$ 　　② $\dfrac{7!}{3!}$ 　　③ $\dfrac{10!}{3! \times 7!}$ 　　④ $\dfrac{10!}{7!}$

3 ある病院で車通勤している看護師 150 名の通勤時間を調査した。平均通勤時間は 48 分，標準偏差は 15 分であった。平均通勤時間の標準誤差として適切なものを選べ。

① $\dfrac{15}{150}$ 　　② $\dfrac{\sqrt{15}}{150}$ 　　③ $\dfrac{15}{\sqrt{150}}$ 　　④ $\dfrac{\sqrt{15}}{\sqrt{150}}$

コラム 9 コイン投げと確率分布

　コインを投げて，表が出る確率は？……2 分の 1 である。それでは，コインを 10 回投げたら何回表が出るだろうか？ 2 回に 1 回は表が出るはずなのだから，予想として 10 回中 5 回は表が出そうである。ところが実際にやってみると，意外にも 10 回中 2 回しか表が出なかったり，9 回も表が出たり，いろいろな場合があって予想通りにはいかない。

　しかし投げる回数を多くすると，不思議なことに表が出る回数が 2 回に 1 回（確率 2 分の 1）に近づいていく。統計学者カール・ピアソン（1857-1936）はコイン投げの実験を行い，コインを 2 万 4000 回も投げた結果，表が 1 万 2012 回出たという。ほぼ 2 回に 1 回は表が出たことになる。

5 区間推定

区間推定は，母集団の特性値（平均値など）の値を，標本から点ではなく区間で推定するものである。ここでは，推定範囲である信頼区間，的中する確率を表す信頼係数，区間推定の Excel 関数，信頼区間の意味などを母平均の区間推定の例題とともに述べる。

1　区間推定のニーズ

ヘルスケア事業を営むA社は，1 000 人の健康状況の聞き取り調査を受託した。初めての調査であり，どのくらい時間がかかるかわからない。そこで，20 人程度の予備調査をあらかじめ行い，1 000 人の調査にかかる時間を予測することにした。

予備調査では，聞き取りに要した時間や対象者の年齢なども記録しておいた。図1に標本抽出と予備調査の関係を示す。予備調査の完了後，聞き取り時間の平均値（標本平均）を求め，本調査に要する時間をピンポイントで予測した（図中①）。しかし，1 000 人から 20 人の標本の選び方は多数存在（図中②）し，標本平均は標本により異なる値である（図中③）。つまり1つの標本平均から母集団の平均値を推定すると，誤った推定を行うという可能性が常に存在する。

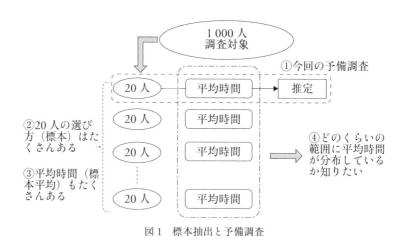

図1　標本抽出と予備調査

このため，本調査での所要時間，1 000 人の調査を行った場合の平均所要時間を，どのくらいの範囲の中に，どのくらいの確率で存在するかを考えることにした（図中④）。これが本章で述べる区間推定である。

2 点推定と区間推定

　統計的推定は，母集団の特性値（母平均や母比率など）を，母集団の一部である標本から推定することである。統計的推定には，点推定（point estimation）と区間推定（interval estimation）がある。**点推定**は，標本から得られる平均や比率から，母集団の特性値の値を1つの点で推定する。

　区間推定は，母集団の特性値の値（母平均など）の推定を1つの値ではなく，区間で推定する（図2）。真の母数がある確率以上で入る区間を明示することである。言い換えると，推定した区間に母数が入らない可能性を認めた推定となっている。

点推定
母平均などの母集団の特性値
を1つの点で推定する

区間推定
母平均などの母集団の特性値
を区間で推定する
真の値はわからない

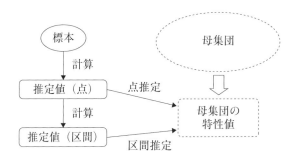

図2　標本からの特性値の推定

　母平均の推定を例にとり，区間推定の流れについて説明する。
① 　推定の目的：　ある母集団の平均値（母平均）を知ることである。
② 　前提：　母集団は正規分布である。その標準偏差はあらかじめ入手できている場合と，入手できていない場合がある。
③ 　解決策：　母集団から標本サイズnの標本を抽出する。そして，標本平均を計算したところ，標本平均$=\overline{x}$であった。
④ 　統計学の知識の応用：　ここまでの情報と統計学の知識で，母集団の平均値が存在する区間を一定の条件の下で推定する。

3 正規分布と区間推定

　正規分布をする集団においては，その確率的な特徴を利用することで，データが発生する前に，そのデータの値の区間を予測することができる。具体的には，これまでに説明したように，正規分布をする集団では，平

均値μ，標準偏差σとすれば，平均値$\pm 2 \times$標準偏差　の区間にほとんどのデータ（95.4%）が存在する。存在割合として，95%にこだわるのであれば，平均値$\pm 1.96 \times$標準偏差　の区間にデータの95%が存在する。このことから，正規分布をする集団において，$\mu \pm 1.96\sigma$の区間にデータが発生すると予測した場合，誤り確率は5%となる。正規分布するデータの範囲は，$-\infty$から$+\infty$の膨大な範囲であるから，このような短い区間の予測は有効なものであろう。

　この予測は，データの分布状況が明確になっている（正規分布している，平均値，標準偏差がわかっている）場合に，発生するデータの値の範囲について予測したものである。しかしながら，現実社会では，ある標本（いくつかのデータ）が観測されたときに，その標本の背景にある集団（母集団）の母数（母平均値，母分散など）を予測することになる。簡単にいえば，観測したデータから，その背景にある集団の特性を推測することになる。

4　信頼区間

　区間推定では，「母平均は，標本平均$\pm$○○の区間にあるようだ」と推定する。もう少し，はっきり推定すると，「母平均は，95%の信頼係数で標本平均$\pm$○○の区間にある」となる。これは，「母平均を標本平均$\pm$○○の区間であると推定するが，この区間に母平均が存在する確率は95%であり，誤ることがある（5%は存在しない）」という意味である。

　区間推定においては，推定の対象とする母数の値tがある確率でaからbに含まれると推測する。このとき，$Pr(a \leq t \leq b) = 1 - \alpha$と表し，$1-\alpha$を信頼係数，区間$[a,\ b]$を信頼係数$1-\alpha$の信頼区間という。信頼区間の両端を信頼限界という。また，正規分布は左右対称であることから，左右対称の信頼区間を選ぶ。信頼係数は，0.9，0.95，0.99などが選ばれる。

信頼係数
区間推定が的中する確率

信頼区間
区間推定で推定された区間

5　母平均の区間推定

5.1　母分散が既知の場合

　母集団が正規分布をしていて，母分散が既知である（母分散：σ^2）とき，標本から母平均の区間推定を行う手順について説明する。具体的には，正規分布$N(\mu, \sigma^2)$の母平均μの区間推定を，母集団から抽出

した標本サイズ n の標本の標本平均 $\bar{x}$ を利用して行う。

標本平均 $\bar{x}$ は，中心極限定理により，

$$N\left(\mu, \frac{\sigma^2}{n}\right)$$

に従う。これを標準化すると，

$$z = \frac{\bar{x} - \mu}{\frac{\sigma}{\sqrt{n}}}$$

は標準正規分布に従う。この式は，標本平均がその母平均から標本平均の標準偏差の何倍離れているかを表している。また，標準正規分布の性質から，0.95 の確率で，

$$-1.96 \leq \frac{\bar{x} - \mu}{\frac{\sigma}{\sqrt{n}}} \leq 1.96$$

となる。この式を変形すると，95%信頼区間と呼ばれる次の式が導かれる。

$$\bar{x} - 1.96 \times \frac{\sigma}{\sqrt{n}} \leq \mu \leq \bar{x} + 1.96 \times \frac{\sigma}{\sqrt{n}}$$

95%信頼区間
信頼係数 0.95 で推定された区間

また，99%信頼区間は次のようになる。

$$\bar{x} - 2.58 \times \frac{\sigma}{\sqrt{n}} \leq \mu \leq \bar{x} + 2.58 \times \frac{\sigma}{\sqrt{n}}$$

99%信頼区間
信頼係数 0.99 で推定された区間

一般に，信頼係数 $(1-\alpha)$ の信頼区間は

$$\bar{x} - z(\alpha) \times \frac{\sigma}{\sqrt{n}} \leq \mu \leq \bar{x} + z(\alpha) \times \frac{\sigma}{\sqrt{n}}$$

となる。具体的には，

信頼係数 0.95 の場合　　$\alpha = 0.05$　　　$z(\alpha) = z(0.05) = 1.96$

信頼係数 0.99 の場合　　$\alpha = 0.01$　　　$z(\alpha) = z(0.01) = 2.58$

となる。

また，信頼係数 $(1-\alpha)$ の信頼区間において，$\bar{x} - z(\alpha) \times \frac{\alpha}{\sqrt{n}}$ を下限値，$\bar{x} + z(\alpha) \times \frac{\alpha}{\sqrt{n}}$ を上限値という（図3）。

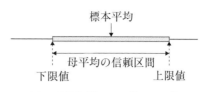

図3 信頼区間の上限値と下限値

また，信頼区間を表す不等式には，$\dfrac{\sigma}{\sqrt{n}}$ の項がある。母分散 σ を一定にした場合，標本サイズが4倍になると，$\dfrac{\sigma}{\sqrt{n}}$ は $\dfrac{1}{2}$ になる。標本サイズが16倍になると，$\dfrac{1}{4}$ になる。つまり，標本サイズが大きくすれば，信頼区間をより狭くすることができる。

ここで，ある地域の20歳男性の身長の標準偏差が8 cm（母分散64）であることがわかっているとき，抽出した10人の平均身長が170 cmであった。信頼係数95％で母平均の信頼区間を求めてみる。

第1段階　手元のデータを整理する

母平均	μ	不明	標本平均	$\overline{x}$	170 cm
母分散	σ^2	64	標本サイズ	n	10
信頼係数	0.95				

第2段階　信頼区間を求める

既知である母集団の標準偏差を σ，標本平均を $\overline{x}$，標本サイズを n とすると，信頼係数0.95での母平均の信頼区間は，次のようになる。

$$\overline{x} - 1.96 \times \frac{\sigma}{\sqrt{n}} \leqq \mu \leqq \overline{x} + 1.96 \times \frac{\sigma}{\sqrt{n}}$$

値を代入すると，

$$170 - 1.96 \times \frac{8}{\sqrt{10}} \leqq \mu \leqq 170 + 1.96 \times \frac{8}{\sqrt{10}}$$

となり，信頼区間は $165.04 \leqq \mu \leqq 174.96$ である。

5.2　母分散が未知の場合

実際には，母分散はほとんどの場合わからない。そこで，母集団が正規分布で，母分散が未知の場合を考える。

母分散が既知の場合は，標準正規分布に従う確率変数 $\dfrac{\overline{x} - \mu}{\dfrac{\sigma}{\sqrt{n}}}$ を基準

に信頼区間を定義した。ここでは，母分散が未知であるため，母分散 σ の代わりに，標本の不偏分散である s^2 を用いた確率変数を考える。

σ の代わりに s を用いた $\dfrac{\overline{x} - \mu}{\dfrac{s}{\sqrt{n}}}$ の分布は，自由度 $(n-1)$ の t 分布に従うことがわかっている。これから，信頼係数 $0.95(\alpha = 1 - 0.95 = 0.05)$ の信頼区間（95%信頼区間）は，次の式で定義される。

$$\overline{x} - t_{n-1}(0.05) \times \frac{s}{\sqrt{n}} \leqq \mu \leqq \overline{x} + t_{n-1}(0.05) \times \frac{s}{\sqrt{n}}$$

同様に，信頼係数 $0.99(\alpha = 1 - 0.99 = 0.01)$ の信頼区間（99%信頼区間）は，次の式で定義される。

$$\overline{x} - t_{n-1}(0.01) \times \frac{s}{\sqrt{n}} \leqq \mu \leqq \overline{x} + t_{n-1}(0.01) \times \frac{s}{\sqrt{n}}$$

なお，$t_n(\alpha)$ は自由度 n の t 分布の $(\alpha \times 100)$%両側確率点であり，$\left(\dfrac{\alpha}{2} \times 100\right)$%下側確率点と $\left(\dfrac{\alpha}{2} \times 100\right)$%上側確率点の 2 点に対応する。

$t_{n-1}(0.05)$ は自由度 $n-1$ の t 分布の 5%両側確率点である。たとえば，自由度 20 の場合は，$t_{20}(0.05) = 2.086$ となる。

自由度 f と上側確率 p から上側確率点の値を求める（巻末）付表 2 の t 分布表から，$f = 20$，$p = 0.05$ に対応する両側確率点 $t_{20}(0.05)$ を求める場合は，付表 2 の $f = 20$，$p = 0.025$ に対応した値 2.086 となる。また，両側確率を固定にして自由度を小さくすると，$t_f(p)$ の値は大きくなる。したがって，自由度が小さくなると，信頼区間の範囲は広がっていく。

ここでは，ある地域で抽出した 10 人の平均身長が 170 cm，不偏分散が 64 cm であった。信頼係数 0.95 で母平均の信頼区間を求めてみる。

第 1 段階　手元のデータを整理する

母平均	μ	不明	標本平均	$\overline{x}$	170 cm
母分散	σ^2	不明	不偏分散	s^2	64
母標準偏差	σ	不明	標準偏差	s	8
			標本サイズ	n	10
			自由度	f	$n-1$

信頼係数　　　0.95

実教 HP

	A	B	C	D	E
1		第1段階			
2			標本平均 m	170	
3			標本サイズ n	10	
4		手元のデータ	不偏分散 s^2	64	
5			標準偏差 s	8	
6			信頼係数 α	0.95	
7			自由度 f	9	
8		第2段階			
9		t分布 5%両側確率点	$t_f(0.05)$	2.262	
10		95%信頼区間	上限値	175.72	
11			下限値	164.28	
12					

第1段階では，手元にあるデータをそのまま入力する。また，セル D7 の自由度は，（標本サイズ−1）の値となる。

第2段階では，第1段階で用意した数値から統計量を計算する。

5%両側確率点は，信頼係数と自由度から，T.INV.2T() 関数を使用して求める。T.INV.2T((1-α),f) となる。D9 の式は，=T.INV.2T((1-D6),D7) であり，自由度 9 の5%両側確率点は，2.262 となる。

95%信頼区間は，標本平均，標準偏差，5%両側確率点の値 (D9) から求める。上限値は，$m+(t_f(0.05)\times s)\div\sqrt{n}$ となる。
セル D10 の式は，=D2+D9*D5/SQRT(D3) であり，上限値は 175.72 となる。
同様に，セル D11 の式は，=D2-D9*D5/SQRT(D3) であり，下限値は 164.28 となる。

図4　平均身長の区間推定の画面

第2段階　信頼区間を求める

最初に，母分散が不明のため，t分布（自由度9）の5%両側確率点の値 (D9) を求める。この計算に Excel 関数 **T.INV.2T( )** を使用すると，2.262 が得られる。次に，t分布（自由度9）の5%両側確率点の値を使用して，信頼区間の上限値 (D10)，下限値 (D11) を求めると，上限値は 175.72，下限値は 164.28 となった。信頼区間は，$164.28 \leqq x \leqq 175.72$ となる。図4は Excel で区間推定を行った画面である。

T.INV.2T( )
P. 067 参照

6　母比率の推定

母比率の推定
母集団である事象が発生する
比率の推定

　ある疾患を有する患者で薬剤Aの効果がある患者の割合など，母集団においてある事象が発生する比率 p の推定を**母比率の推定**という。母比率の推定では，標本比率の値から母比率の値を推定する。

　そこで，標本比率 p の標本分布を考えるために，薬剤Aの効果があるかないかを変数 x を用いて，次のように表す。

　　$x=1$　（効果あり）

　　$x=0$　（効果なし）

x は 0 か 1 の 2 値の離散データであり，$x_1+x_2+\cdots+x_n$ は，値が 1 であるデータの個数を表す。そして，$\bar{x}=\dfrac{1}{n}(x_1+x_2+\cdots+x_n)$ は，1 の個数の割合，つまり，標本比率 $\hat{p}$ を表す。これから，標本比率 $\hat{p}$ は，標本平

均値 $\overline{x}$ と同じであるといえる。また，分散は，$\dfrac{p(1-p)}{n}$ となる。

標本サイズ n が十分大きければ，母比率 p の95%信頼区間は

$$\hat{p}-1.96\sqrt{\dfrac{\hat{p}(1-\hat{p})}{n}} \leqq p \leqq \hat{p}+1.96\sqrt{\dfrac{\hat{p}(1-\hat{p})}{n}}$$

となる。

7　信頼区間の意味

　母平均の区間推定では，母集団から標本を抽出して信頼区間を求める。標本抽出を複数回行ったとすると，標本が変われば信頼区間の位置も変わる。標本によっては，算出された区間に母平均 μ が含まれないこともある。95%信頼区間の意味は信頼区間の構成を100回行うと95回的中することである。図5では，標本平均 $\overline{x_1}$, $\overline{x_2}$ からの信頼区間には母平均を含み（信頼区間が的中した），標本平均 $\overline{x_3}$ からの信頼区間には母平均を含まない（信頼区間が的中しなかった）。

95%信頼区間の意味
信頼区間の構成を100回行うと信頼区間内に母平均が95回は含まれること

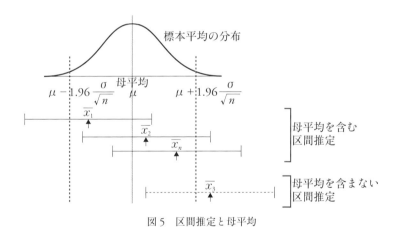

図5　区間推定と母平均

　信頼区間に母平均が含まれない，つまり，母平均が区間の外側にある場合は，母集団から抽出したと考えていた標本が，実際には異なる集団からの標本である可能性が高いといえる。
　区間推定の有効性を検討してみる。区間推定は，信頼区間が狭く，信頼係数が大きいものの有効性が高い。信頼区間の幅を広くとりすぎると，

区間推定の有効性
信頼区間が狭く，信頼係数が大きいものの有効性が高い

情報としてあまり役に立たない。一方，信頼係数が小さすぎると，信頼できるかどうかわからず，あまり役に立たない。ここで例として，図4の平均身長の区間推定で，信頼係数を 0.999 から 0.5 まで変化させた場合の信頼区間の変化を表1に示す。この表から，信頼係数を 0.5 と低く設定して区間推定を行えば，168.2 〜 171.8 と短い区間で推定できる。一方，信頼係数を 0.999 と高く設定して区間推定を行うと，157.9 〜 182.1 と長い区間になってしまうことがわかる。

表1　信頼係数と信頼区間

信頼係数		0.5	0.95	0.99	0.999
信頼区間	下限値	168.2	164.3	161.8	157.9
	上限値	171.8	175.7	178.2	182.1

1 区間推定の語句に関する問題である。適切な組み合わせを選べ。

平均などの母集団の特性値を点ではなく区間で推定することを（ア）という。そして、（イ）0.95 で推定された区間を 95% 信頼区間という。区間推定は、（ウ）が狭く、（エ）が大きいものほど、その有効性が高い。

① （ア）推定区間　（イ）信頼係数　（ウ）推定区間　（エ）信頼係数
② （ア）区間推定　（イ）推定係数　（ウ）推定区間　（エ）推定係数
③ （ア）区間推定　（イ）信頼係数　（ウ）信頼区間　（エ）信頼係数
④ （ア）推定区間　（イ）推定係数　（ウ）信頼区間　（エ）推定係数

2 あるグループで 15 名を抽出して血糖値を測定したところ、平均値が 102 であった。不偏分散が 12 であった。信頼係数 0.95 で母平均を区間推定するのに、適切な式を選べ。（t 分布の数値は、付表 2 を参照）

① $102 - \dfrac{2.145 \times \sqrt{12}}{\sqrt{14}} \leqq \bar{x} \leqq 102 + \dfrac{2.145 \times \sqrt{12}}{\sqrt{14}}$

② $102 - \dfrac{2.131 \times \sqrt{12}}{\sqrt{14}} \leqq \bar{x} \leqq 102 + \dfrac{2.131 \times \sqrt{12}}{\sqrt{14}}$

③ $102 - \dfrac{2.145 \times \sqrt{12}}{\sqrt{15}} \leqq \bar{x} \leqq 102 + \dfrac{2.145 \times \sqrt{12}}{\sqrt{15}}$

④ $102 - \dfrac{2.131 \times \sqrt{12}}{\sqrt{15}} \leqq \bar{x} \leqq 102 + \dfrac{2.131 \times \sqrt{12}}{\sqrt{15}}$

3 薬局に勤務する薬剤師 3 540 人に対して、眼のサプリメントの使用状況の調査を行ったところ、使用率が 8.6% であったとする。このとき、薬局に勤務する薬剤師の眼のサプリメント使用者の母比率の 95% 信頼区間として、適切なものを選べ。ただし、

$$\sqrt{\dfrac{0.086}{3\,540}} = 0.0049 \qquad \sqrt{\dfrac{0.086 \times 0.914}{3\,540}} = 0.0047$$

とする。

① $0.086 - 0.0049 \leqq p \leqq 0.086 + 0.0049$
② $0.086 - 0.0047 \leqq p \leqq 0.086 + 0.0047$
③ $0.086 - 1.96 \times 0.0049 \leqq p \leqq 0.086 + 1.96 \times 0.0049$
④ $0.086 - 1.96 \times 0.0047 \leqq p \leqq 0.086 + 1.96 \times 0.0047$

6 仮説検定

仮説検定は，標本から母集団の特性値に関する仮説の真偽を結論づけるものである。ここでは，仮説検定の手順と仮説検定の基礎をなす帰無仮説，対立仮説，有意水準，P値，検定統計量などについて述べる。さらに，仮説検定の過誤の種類と結果の解釈についても述べる。

仮説検定
標本を利用して母集団の特性値に関する仮説を統計的に判断するプロセス

1 仮説検定の概要

仮説検定は，標本のデータを統計的に分析することによって，母集団の特性値に関する仮説が正しいかどうかを判断するプロセスである。このため，仮説検定は，少ない人数の調査結果で得られた運動や学習の効果を一般化するときなどに有効である。

ここでは，ダイエットプログラムの効果の研究を例にして，仮説検定の概要（図1）を考えてみる。

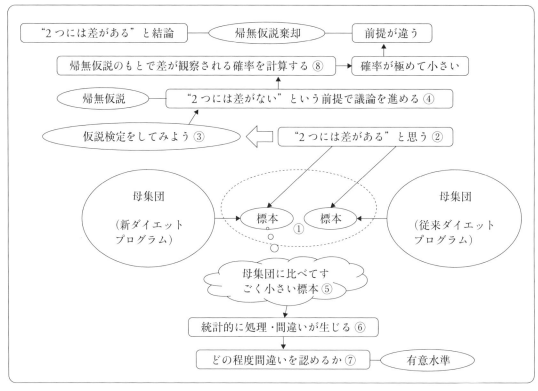

図1　仮説検定の概要

仮説検定の動機

　研究者は，新しいダイエットプログラムを研究開発している。日頃運動をしていない40歳代女性を対象に，15人に新しいダイエットプログラムに6か月間参加してもらい，別の15人に従来のダイエットプログラムに6か月間参加してもらった。言い換えると，新しいダイエットプログラムに参加する母集団と，従来のダイエットプログラムに参加する母集団の2つの母集団から，それぞれ標本を抽出したことになる（図中①）。参加者全員に，プログラムの参加前と参加後に体重を測定してもらった。そして，新プログラム参加者の体重の減少の平均値と，従来プログラム参加者の体重の減少の平均値を比較したところ，両者には差があった。そこで，新プログラム参加者と従来プログラム参加者の2つの標本（手元に収集したデータ）から，新プログラムに参加した場合の母集団の平均値と従来プログラムに参加した場合の母集団の平均値（手元に収集していない大量のデータ）には，差があると考えた（図中②）。これを，仮説検定により確かめることにした（図中③）。

仮説検定の準備

　この検定では，「2つの母集団の平均値には差がない」という帰無仮説を立て議論を進める（検定統計量を決める）ことになる（図中④）。仮説検定では，母集団のすべてのデータを対象に議論を進めるのでなく，その一部のデータである標本（手元にある新プログラム参加者15名のデータと従来プログラム参加者15名のデータ）に限定してデータ分析を行う（図中⑤）。統計的な処理を行うが間違いが生じる可能性もある（図中⑥）。そこで，どの程度の間違いを前提に議論を進めていくのかを，あらかじめ決めておく必要がある（図中⑦）。

仮説検定の結論を出す

　このような前提条件を明らかにしたうえで，標本のデータから，「2つの母集団に差がない」という前提（帰無仮説）のもとで，差が観察される確率がどのくらいなのか（検定統計量の実現値とP値）を計算する（図中⑧）。

　仮説検定は，母集団の特性値に対する仮説の正誤を，標本から得られるデータに基づいて確率的に判断する方法である。その手順は以下のようになる。

1. 帰無仮説と対立仮説を設定する
2. 検定方法（検定統計量）を決める
3. 帰無仮説の下での検定統計量の確率分布を確認する

4. 有意水準を設定する
5. 検定統計量の棄却域を確認する
6. データから検定統計量の実現値を計算する
7. 結論を出す

2　帰無仮説と対立仮説

帰無仮説（null hypothesis）
証明したい仮説を否定する仮説

対立仮説（alternative hypothesis）
本来証明したい仮説

　仮説検定では，帰無仮説 H_0 と対立仮説 H_1 という 2 つの仮説を設定する。帰無仮説は，棄却されることを前提とした（差がないという）仮説である。対立仮説は，帰無仮説が棄却された場合に自動的に採択する仮説である。ダイエットプログラムの場合，帰無仮説としては，本来主張したい「平均値に差がある」ではなく，「平均値に差がない」という仮説を立てる。そして，対立仮説として，「平均値に差がある」という仮説を立てる。

3　検定統計量，P値，有意水準

検定統計量
検定方法に応じて規定される平均や分散を標準化する統計量

P値
帰無仮説が成立する場合，観察されたデータがどのくらい珍しいことなのかを表す値（確率）
有意確率ともいう

有意水準
帰無仮説を棄却するにあたっての基準値（確率）
有意水準は α で表すことが多い

棄却域
帰無仮説が棄却される範囲

採択域
帰無仮説が棄却されない範囲

　仮説検定では，帰無仮説が成立すると仮定して，検定方法に応じて規定される統計量である**検定統計量**の実現値を観察されたデータから計算する。**P値**は，検定統計量の実現値より計算される累積確率である。P値が小さければ小さいほど，観察されたデータが得られたことは珍しいことを意味する。

　仮説検定では，帰無仮説の成立する確率が**有意水準**以下であれば，統計的にはめったに起こらない事象であるとみなし，帰無仮説を棄却する。この帰無仮説が棄却される範囲を**棄却域**，帰無仮説が棄却されない範囲（採択される範囲）を**採択域**という。つまり，P値が有意水準より小さいときに，帰無仮説が棄却される。仮説検定はこの確率での誤りを許容して検定を行っていることになる。有意水準は検定実施の前に定める値である。有意水準としては，0.05（5％）や 0.01（1％）が選ばれることが多い。つまり，有意水準は，帰無仮説を棄却するという判断において誤る確率を意味する。有意水準 5％とは，判断を誤る確率が 5％あるという意味である。図 2 は，検定統計量の確率分布のグラフ，実現値，P値，有意水準，棄却域，採択域の関係を表したものである。

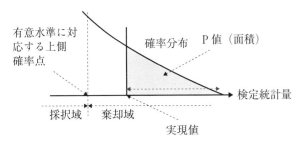

図2 検定統計量の実現値, P値, 上側確率点など

4 両側検定と片側検定

検定には，分布の下側と上側の両側の確率の和で判断する**両側検定**と片側の確率単独で判断する片側検定（**上側検定**，下側検定）がある（図3）。母平均などの検定では，データに対して何らかの付加的情報がない限り，両側検定を行うことが多い。一方，母平均の差の検定を行うにあたり，事前に片方の平均値が高くなることが明らかに予測できるのであれば，上側だけの確率を使用する片側検定を行うことがある。

両側検定
分布の下側と上側の両側の確率の和で，棄却するかどうかを判断する検定方式

上側検定
分布の上側だけの確率で，棄却するかどうかを判断する検定方式

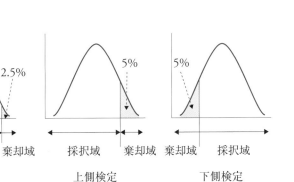

図3 両側検定と下側検定・上側検定（有意水準5%の場合）

両側検定では，分布の両端の確率の和を利用する。有意水準5%で検定を行う場合，両側検定では上側2.5%，下側2.5%で検定を行う。一方，上側検定では，上側5%で検定を行う。このため，片側検定のほうが帰無仮説を棄却しやすくなる。しかしながら，帰無仮説を棄却しやすいという理由で片側検定を行うことは，避けなければならない。

また，仮説検定において，帰無仮説を棄却するかどうかの判定には有意水準などを使用する。**有意水準を使用した判定**では，有意水準と観測

有意水準を使用した判定
有意水準と観測値から得られるP値を比較する判定

両側確率点を使用した判定
両側確率点と観測値から得られる検定統計量の実現値を比較する判定

値から得られたP値を比較して，P値が有意水準より小さければ帰無仮説を棄却する。また，**両側確率点を使用した判定**では，両側確率点と観測値から得られた検定統計量の実現値を比較して，実現値が両側確率点より外側に存在すれば帰無仮説を棄却する。図4は2つの判定に使用する値の対応関係を表したものである。

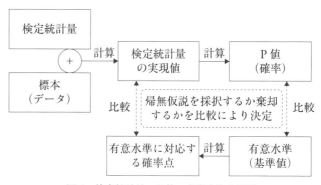

図4　検定統計量，P値，有意水準の関係

5　検定結果の解釈

　検定統計量が，どの位置になるか（棄却域 or 採択域）で，帰無仮説を棄却するか採択するかが決まる。

　前述したように，検定統計量は，帰無仮説が成立することを仮定している。帰無仮説が正しいと仮定した場合に，標本から計算された統計検定量の実現値がどの位の確率で起こるかを計算して，その確率が珍しいと判断されれば帰無仮説が棄却される。検定統計量の実現値が中心から離れた値となった場合（棄却域に実現値が含まれる場合）は，まれなケースである。つまり，検定の結果，帰無仮説は棄却でき，「**統計的に有意である**」となる。有意水準5％の検定では，P値が0.05より小さな値であれば「統計的に有意である」となる。一方，検定統計量の実現値が中心に近い値となった場合（採択域に実現値が含まれる場合）は，比較的起こりやすいケースである。つまり，帰無仮説は棄却できず，「統計的に有意でない」となる。

　仮説検定の**結果の解釈**には注意を要する。帰無仮説が棄却された場合は「帰無仮説が正しい可能性は低い」，つまり，「帰無仮説は誤っている」ということで対立仮説を採択する。この場合は，有意水準程度の判断の誤りがあることを許容している。一方，帰無仮説が棄却できない場合は，

統計的に有意である
帰無仮説を棄却できることと同じ意味

結果の解釈
仮説検定の結果は確率的な判断であり，断定的なことはいえない

「帰無仮説が正しい」という積極的な意味ではなく，「帰無仮説が誤っているとは言い切れない」ということを意味している。

6 仮説検定の過誤

　統計的仮説検定は，母集団の完全な情報を得て行うわけではない。標本から得られるデータに基づいて，確率的に判断する。このため，判断に過誤が生じる可能性がある。そこで，前述の新ダイエットプログラムと従来ダイエットプログラムの効果の有無についての検定を例にして，検定結果の過誤について考える。

　ダイエットプログラムの検定では，帰無仮説(H_0)と対立仮説(H_1)は，

帰無仮説 H_0　新プログラム参加者と従来プログラム参加者には，体重変化の差はない。

対立仮説 H_1　新プログラム参加者と従来プログラム参加者には，体重変化の差はある。

となる。そして，検定結果の判断は，次の4パターンになる。

　パターン1：新プログラム参加者と従来プログラム参加者に差がない状況（帰無仮説：真）を，帰無仮説を採択し，差がないと正しく判断した

　パターン2：新プログラム参加者と従来プログラム参加者に差がない状況（帰無仮説：真）を，帰無仮説を棄却し，差があると誤って判断した

　パターン3：新プログラム参加者と従来プログラム参加者に差がある状況（帰無仮説：偽）を，帰無仮説を採択し，差がないと誤って判断した

　パターン4：新プログラム参加者と従来プログラム参加者に差がある状況（帰無仮説：偽）を，帰無仮説を棄却し，差があると正しく判断した

　仮説検定では，パターン2を第1種の過誤，パターン3を第2種の過誤と呼んでいる（表1）。言い換えると，パターン2は「差がないにもかかわらず差があると判断する」誤り。パターン3は「差があるにもかかわらず差がないと判断する」誤り，つまり見落とす誤りともいえる。また，パターン4は，「対立仮説が正しいとき，対立仮説が成立すると正しく判断する」ことともいえる。この確率を**検出力**という。

第1種の過誤（Type 1 error）
帰無仮説が真であるにもかかわらず，これを棄却する過誤

第2種の過誤（Type 2 error）
帰無仮説が偽であるにもかかわらず，これを採択する過誤

検出力
対立仮説が正しいときに，対立仮説が成立すると判断する確率

表 1　帰無仮説の真偽と検定の過誤

	帰無仮説は真	帰無仮説は偽
帰無仮説を採択	パターン 1 正しい	パターン 3 第 2 種の過誤
帰無仮説を棄却	パターン 2 第 1 種の過誤	パターン 4 正しい（検出力）

第 1 種の過誤確率 α
第 1 種の誤りをおかす確率
有意水準に一致

第 2 種の過誤確率 β
第 2 種の誤りをおかす確率

　仮説検定の過誤という点から有意水準を見ると，有意水準は，第 1 種の過誤確率 α に一致する。これは，有意水準 5％の仮説検定では，帰無仮説が真であるにもかかわらず棄却してしまう誤りを，最初から 5％許容して判断していることを意味している。

　ここで，統計的仮説検定の過誤を小さくすることを考える。第 1 種の過誤確率は，ゼロにすることができる。具体的には，どのような状況においても帰無仮説を採択すればよい。しかし，これでは仮説検定の意味をなさない。一方，第 2 種の過誤確率 β はゼロにすることはできない。さらに，第 1 種の過誤確率と第 2 種の過誤確率を同時に小さくすることもできない。検出力は，帰無仮説が誤りであるときに，それを正しく棄却する確率，帰無仮説の誤りを検出する確率である。

練 習 問 題

1　適切な語句の組み合わせを選べ。

　仮説検定を行うときに，比較する変数の間に差がないとする仮説は（ア）である。そして，予想される仮説は（イ）である。また，仮説検定は，すべてのデータを収集しているわけではなく，確率的に判断しているために誤りが生じる。帰無仮説が正しいにもかかわらずこれを否定する誤りを（ウ）という。そして，対立仮説が成立するときに，対立仮説が成立すると判断する確率を（エ）という。

① （ア）対立仮説　（イ）帰無仮説　（ウ）検出力　　　　（エ）第 1 種の過誤
② （ア）対立仮説　（イ）帰無仮説　（ウ）第 2 種の過誤　（エ）検出力
③ （ア）帰無仮説　（イ）対立仮説　（ウ）第 1 種の過誤　（エ）検出力
④ （ア）帰無仮説　（イ）対立仮説　（ウ）第 2 種の過誤　（エ）第 1 種の過誤

2 適切な語句の組み合わせを選べ。

　仮説検定では，（ア）が（イ）以下の確率で成立する場合は，めったに起こらない事象とみなし，（ア）を棄却する。仮説検定の結果，帰無仮説を棄却できなかった場合は，「帰無仮説が（ウ）」と判断する。

① （ア）対立仮説　　（イ）P値　　　（ウ）正しい
② （ア）帰無仮説　　（イ）有意水準　（ウ）正しい
③ （ア）対立仮説　　（イ）有意水準　（ウ）誤っているとはいえない
④ （ア）帰無仮説　　（イ）有意水準　（ウ）誤っているとはいえない

コラム 10 統計学的有意性と臨床的有意性
　【例1】　高血圧症の患者さん 10 000 人を 5 000 人ずつの群に分け，一方には A 薬，もう一方には B 薬を投与した。1 週間後に改善がみられたのは，A 薬群は 5 000 人中 2 550 人（51％），B 薬群は 5 000 人中 2 450 人（49％），検定の結果は $p=0.046$（有意差あり）であった。あなたが患者さんだったら，どちらの薬を飲みたいと思うだろうか？　有意差ありという結果からは A 薬のほうがよさそうにみえるが，改善されている割合の差はわずか 2％である。標本サイズが大きいときは，それほど大きな差でなくても有意差が出る。
　【例2】　腰痛のある成人 40 人を 20 人ずつの群に分け，一方には腰痛体操を指導して実施してもらい，もう一方は経過観察のみを行った。1 か月後に腰痛の状況を確認したところ，腰痛体操群では 20 人中 15 人（75％），経過観察群では 10 人（50％）が改善したと回答した。検定の結果は $p=0.102$ で，有意差なしであった。改善者の割合が 25％も違うのに，有意差なし？……意外な結果であるが，標本サイズが小さいときにこうした現象はしばしば起こる。ここで「腰痛体操は意味なし」と結論づけるのは誤りである。有意差がないことは「差がない」ことを証明しているわけではないため結論は保留となる。
　統計学的な有意差がみられても，臨床的にはほとんど意味がない，ということもある。また臨床的には意味があるかもしれないが，有意差はみられない場合もある。近年では検定結果だけでなく，効果量や信頼区間によって，その臨床的意味を示すことも推奨されるようになってきている。

7　1 変数の検定

仮説検定において，1 変数の平均値の検定は代表的なものである。変数が正規性のある分布をしている場合と，そうでない場合では検定方法が異なる。ここでは，基本的な平均値の検定の概要について述べる。さらに，検定の順序を理解するために，Excel 関数を利用して例題を解いてみる。

1　仮説検定の種類

仮説検定は，分散，平均値（中央値），比率，相関係数，分割表などを対象に行われる。そして，検定方法は数多くあり，検定の目的や検定の対象となるデータの特性などを検討し，適切な方法を選択する必要がある。

検定の方法は，**パラメトリック検定**と**ノンパラメトリック検定**に大きく分けることができる。パラメトリック検定が対象とするデータは，間隔尺度や比尺度を有し，変数の分布が正規性を有する量的データである。ノンパラメトリック検定が対象とするデータは，名義尺度，順序尺度，間隔尺度，比尺度を有する多様なデータ（質的データと量的データの双方）である。

パラメトリック検定
変数の分布が正規性を有することを前提にした検定

ノンパラメトリック検定
変数の分布が正規性を有するかどうかわからないことを前提にした検定，母集団の分布に依存しない検定

2　分散の検定

分散の検定では，等分散性の検定について説明する。等分散性がある 2 群と等分散性がない 2 群の差を簡単に表現すると，図 1 のようになる。

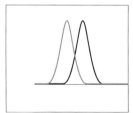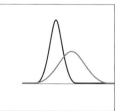

等分散性がある場合　　　　　等分散性がない場合

図 1　等分散性の有無

2 つの正規母集団の等分散性に関する検定には，**F 検定**を用いる。正規母集団 $N(\mu_1, \sigma_1^2)$ から抽出された標本の不偏分散 s_1^2 と正規母集団 $N(\mu_2, \sigma_2^2)$ から抽出された標本の不偏分散 s_2^2 から，母分散が等しい

F 検定
等分散性に関する検定

かどうかを検定する。検定統計量としては，不偏分散 s_1^2 と不偏分散 s_1^2 の比 $F = \dfrac{s_1^2}{s_2^2}$ を用いる。そして，F は，F 分布に従う。

3　平均値の検定の区分

　パラメトリックな変数における平均値の検定を考えると，基準値との比較，対応のない 2 群の比較，対応のある 2 群の比較，3 群以上の比較に分類することができる。そして，ノンパラメトリックな変数に対する検定も，同様な分類ができる（表 1）。

表 1　パラメトリックな変数の検定とノンパラメトリックな変数の検定

	パラメトリックな変数	ノンパラメトリックな変数
基準値との比較	t 検定	—
対応のない 2 群の比較	Welch の t 検定	ウィルコクソンの順位和検定
対応のある 2 群の比較	対応のある t 検定	ウィルコクソンの符号付順位検定
3 群以上の比較	一元配置の分散分析	クラスカル・ワリスの検定

　ここでは，パラメトリックな変数における対応のない 2 群の平均値の検定と対応のある 2 群の平均値の検定について比較する。**対応のない 2 群の平均値の検定は，分析対象をある属性で 2 群に分割し，着目した項目に対するそれぞれの群の平均値の差の有無を検定するものである**（図 2）。検定に用いるデータは，同一の方法で測定したことが必要である。例えば，「年代という属性で成人男性を 30 歳代と 60 歳代に分割し，収縮期血圧という項目に着目して，30 歳代と 60 歳代の収縮期血圧の平均値の差の有無を検定する」場合が対応のない 2 群の平均値の検定に該当する。また，対応のない 2 群の平均値の検定においては，Welch の t 検定を行ったほうがよいという考え方も一般的になりつつある。

対応のない 2 群の平均値の検定
分析対象をある属性で 2 群に分割し，それぞれの群の平均値の差の有無を検定

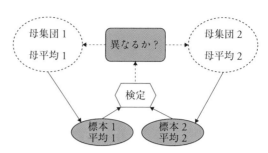

図2 対応のない2群の平均値の検定

対応のある2群の平均値の
検定
分析対象の着目した項目に対
して，2つの条件下での平均
値の差の有無を検定

　対応のある2群の平均値の検定は，分析対象の着目した項目に対して，2つの条件下での平均値の差の有無を検定するものである。検定に用いるデータは，着目した項目について2つの条件で測定した組となるデータである。例えば，「高血圧症患者20名に血圧降下剤を投与したとする。このとき，20名全員に対して，血圧降下剤投与前と投与後の収縮期血圧を測定し，投与前後の血圧の平均値の差の有無を，20名それぞれの血圧の差の平均から検定する」場合が対応のある2群の平均値の検定に該当する。

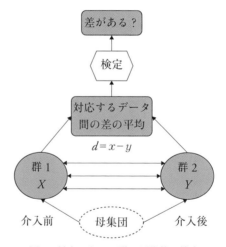

図3 対応のある2群の平均値の検定

4 基準値と標本平均の比較に関する検定

母集団が正規分布に従っているとき，観察集団の平均値と母平均が等しいかどうかを検定する。図4は，母集団と観察集団の関係を表す。

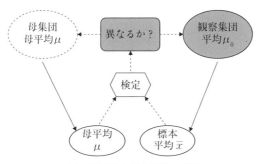

図4　母平均と標本平均の関係

母分散 σ^2 が未知であるから，その代わりに，データから得られる不偏分散 s^2 を使用する。そして，検定統計量には，$T = \dfrac{\overline{x} - \mu}{\dfrac{s}{\sqrt{n}}}$ を使用する。

この検定統計量は，自由度 $n-1$ の t 分布に従い，検定方法としては t 検定を用いる。

例題

ある大規模調査で，40歳以上の男性の最高血圧の平均は，138 mmHg であるという結果が出ていたとする。このとき，A 地域の40歳以上の男性10名の最高血圧の平均が 143.5，不偏分散 7.5^2 であった。この地域の40歳以上の男性の最高血圧は，高い地域であるといえるか，有意水準5%で検定をする。図5は Excel を用いて検定を行ったものである。

第1段階　この検定を行うにあたり仮説を立てる
　　帰無仮説　$\mu = \mu_0$　この観察集団の平均値 μ_0 は，母平均 μ に等しい
　　対立仮説　$\mu <> \mu_0$　この観察集団の平均値 μ_0 は，母平均 μ に等しくない
第2段階　手元のデータを整理する
　　母平均　$\mu = 138$　　　　　　母分散　σ^2　未知
　　有意水準　5%

調査結果から

標本平均 　$\overline{x}=143.5$ 　　　標本サイズ 　$n=10$

不偏分散 　$s^2=7.5^2$

自由度 　$f=n-1=9$

第3段階 　検定統計量 T の観察データに対する実現値 t 値を計算する (D11) と，$t=2.319$ である。

$$t=\frac{\overline{x}-\mu}{\dfrac{s}{\sqrt{n}}}$$

第4段階 　結論を出す

1）P値を使用した判定

　　この判定では，計算した t 値（検定統計量の実現値）より算出したP値と有意水準を比較し，算出したP値が有意水準より小さければ，帰無仮説を棄却する。この場合，Excel の計算結果 (D11) から，$t=2.319$ である。そして，自由度9のt分布において，$t=2.319$ に対応するP値（両側確率）(D14) は 0.046 である。P値が 0.05 より小さいため，帰無仮説は棄却される。

　　Excel 関数 T.DIST.2T( ) を用いると t 値に対応したP値（両側確率）を求めることができる。

T.DIST.2T( )
P.067 参照

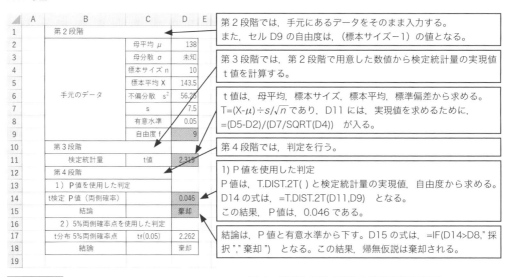

図5 　母平均と標本平均の検定を行う画面

2）5%両側確率点（t分布）を使用した判定

　この判定では，計算したt値とt分布の5%両側確率点を比較し，計算したt値が5%両側確率点より大きければ，帰無仮説を棄却する。Excel関数 **T.INV.2T( )** を用いると自由度と確率から5%両側確率点を求めることができる。この例題においては，t値は2.319である（セルD11）。そして，自由度9のt分布において5%両側確率点は，2.262である（セルD17）。t値が5%両側確率点の外側（より稀な領域）にあるので，帰無仮説は棄却される。

T.INV.2T( )
P.067 参照

5　対応のない2群の平均値の検定

5.1　パラメトリックな変数の場合

　パラメトリックな変数（その分布が正規性を有する変数）において，対応のない2群の平均値に関する検定には，**Welch の t 検定**を用いる。帰無仮説は，「2群のそれぞれの平均値には差がない」となる。この検定では2群の平均値の差の有無を確かめる。

Welch の t 検定
対応のない2群の平均値に
関する検定

　母集団 $N(\mu_1, \sigma_1{}^2)$ を背景にもつ標本サイズ n_1，標本平均 $\overline{x_1}$，不偏分散 $s_1{}^2$ の標本と，母集団 $N(\mu_2, \sigma_2{}^2)$ を背景にもつ標本サイズ n_2，標本平均 $\overline{x_2}$，不偏分散 $s_2{}^2$ の標本から，母平均の差（μ_1 と μ_2 の差）の有無を検定する。検定統計量としては，

$$T = \frac{|\overline{x_1} - \overline{x_2}|}{\sqrt{\dfrac{s_1{}^2}{n_1} + \dfrac{s_2{}^2}{n_2}}}$$

を使用する。自由度 f は，

$$f = \frac{\left(\dfrac{s_1{}^2}{n_1} + \dfrac{s_2{}^2}{n_2}\right)^2}{\dfrac{\left(\dfrac{s_1{}^2}{n_1}\right)^2}{n_1 - 1} + \dfrac{\left(\dfrac{s_2{}^2}{n_2}\right)^2}{n_2 - 1}}$$

として計算される。

　対応のない2群の平均値の検定の例として，グルメサークルとジョギングサークルの血糖値の平均値の差の有無を，それぞれ10名の血糖値の測定結果から検定する（図6）。2つのサークルそれぞれ10名の血糖値の測定値を表2に示す。それぞれの平均値と不偏分散も示す。

表2 対応のない2群の検定と母集団・標本の関係

	グルメサークル	ジョギングサークル
データ	105	106
	122	110
	115	109
	102	114
	100	95
	108	107
	128	118
	119	110
	123	118
	108	92
平均	113	107.9
不偏分散	94.44	74.99

グルメ
サークル

ジョギング
サークル

対応無

平均値の差の有無を検定

図6

検定統計量の実現値は,

$$t = \frac{|113.0 - 107.9|}{\sqrt{\dfrac{94.44}{10} + \dfrac{74.99}{10}}} = 1.239 , \quad 自由度 f = 17.77$$

となる。これらの値からP値を求めると 0.23 となり, 帰無仮説は棄却できない。（なお, これらの値は統計ソフトRを利用して計算した。）

5.2 ノンパラメトリックな変数の場合

パラメトリックな変数の対応のない2群の平均値の検定に対応するノンパラメトリックな変数における検定は, **ウィルコクソンの順位和検定**である。ウィルコクソンの順位和検定は, 順位から統計量を生成し, 2群間での中央値の差の有無を検定する方法である。2群から抽出する標本サイズは同数である必要はない。また, 観測値を順位に置き換えているため, t検定と比べて, 外れ値の影響を受けにくい検定である。帰無仮説は, 「2群間で分布（中央値）の差はない」となる。

ウィルコクソンの順位和検定
(Wilcoxon rank sum test)
ノンパラメトリックな変数における対応のない2群の分布（中央値）の検定

6 対応のある2群の平均値の検定

6.1 パラメトリックな変数の場合

対応のある2群の平均値に関する検定には, **対応のあるt検定**を用いる。帰無仮説は, 「2群の対応するデータ間の変化量は0である」となる。

対応のあるt検定
対応のある2群の平均値に関する検定

この検定では介入の影響の有無を確かめることができる。

対応するデータの値の差 $d_i = x_i - y_i$ の平均 $\bar{d}$, d_i の不偏分散 s^2, 標本サイズ n から, データ間の変化の有無を検定する。検定統計量としては,

$$T = \frac{|\bar{d}|}{\frac{s}{\sqrt{n}}}$$

を使用する。

対応のある2群の平均値の検定として,「ダイエットプログラムの評価において, ダイエット開始時の体重と開始後3か月後の体重を比較し, プログラムによる体重の変化の有無を有意水準5%で検定する」を例にとり説明する。

表3 ダイエットプログラムの体重のデータ

開始時の体重	3か月後の体重	体重の変化
64.9	64.2	-0.7
78.5	78.3	-0.2
64.3	63.1	-1.2
74.3	73.4	-0.9
67.3	67.9	0.6
69.2	68.8	-0.4
70.2	69.3	-0.9
73.6	71.7	-1.9
75.6	73.2	-2.4
75.1	75.4	0.3

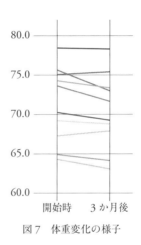

図7 体重変化の様子

表3は, ダイエットプログラム10名のプログラム開始時の体重, 3か月後の体重, 体重の差を表している。また, この検定の帰無仮説は,「プログラム参加の前後で体重の変化はない」となる。表のデータから, 変化量の平均は $-0.77\,\mathrm{kg}$ であり, その標準偏差は $0.92\,\mathrm{kg}$ である。この値から検定統計量の実現値を計算すると,

$$t = \frac{0.77}{\frac{0.92}{\sqrt{10}}} = 2.65$$

である。一方, 自由度9のt分布の5%両側確率点の値 $t_9(0.05)$ は2.26である。実現値は5%両側確率点より外側にあり, 帰無仮説は棄却される。プログラムに参加することで, 体重は減少するといえる。

ウィルコクソンの符号付順位検定（Wilcoxon signed-rank test）
ノンパラメトリックな変数における2群の分布（中央値）の検定

6.2 ノンパラメトリックな変数の場合

　パラメトリックな変数の対応のある2群の平均値の検定に対応するノンパラメトリックな変数における検定は，**ウィルコクソンの符号付順位検定**である。ウィルコクソンの符号付順位検定は，2群間のデータに対応があるときに使用する。対応するデータ間の順位の差の値から統計量を生成し，2群間での中央値の差の有無を検定する方法である。このため，2群の標本サイズは同数でなければならない。帰無仮説は，「2群間で分布（中央値）の差はない」となる。

7　3群以上の比較に関する検定

7.1 パラメトリックな変数の場合

一元配置分散分析（one way ANOVA）
パラメトリックな変数において，3群以上の平均値に関する検定

　パラメトリックな変数において，3群以上の平均値に関する検定では，**一元配置分散分析**を用いる。帰無仮説と対立仮説は，3群の場合，次のようになる。帰無仮説は，「A群の母平均＝B群の母平均＝C群の母平均」となり，対立仮説は，「A群の母平均，B群の母平均，C群の母平均で異なるものがある」となる。このため，分散分析で帰無仮説が棄却できても，どの群間の平均値に差があるかまではわからないことに注意を払う必要がある。どの群間の平均値に差があるかに関心がある場合は，多重比較を行うことになる。

7.2 ノンパラメトリックな変数の場合

クラスカル・ウォリス検定
（Kruskal-Wallis test）
ノンパラメトリックな変数の3群以上の検定

　パラメトリックな変数の3群以上の平均値の検定に対応するノンパラメトリックな変数における検定は，**クラスカル・ウォリス検定**である。クラスカル・ウォリス検定では，観測値を順位に置き換えて，順位から統計量を生成する。3群の場合の帰無仮説は，「3群の間で順位に差がない」となる。一元配置分散分析と同様に，群全体での差の比較であり，帰無仮説が棄却できても，どの群間に差があるかまではわからない。

1 適切な語句の組み合わせを選べ。

　分布に正規性のある変数の検定において，（ア）は，対応のない2群の平均値の検定に用いられ，（イ）は，対応のある2群の平均値の検定に用いられる。一方，分布に正規性のない検定において，（ウ）は，対応のない2群の分布の検定に用いられ，（エ）は，対応のある2群の分布の検定に用いられる。

① （ア）ウィルコクソンの符号付順位検定
　 （イ）ウィルコクソンの順位和検定
　 （ウ）Welch の t 検定
　 （エ）対応のある t 検定

② （ア）Welch の t 検定
　 （イ）対応のある t 検定
　 （ウ）ウィルコクソンの符号付順位検定
　 （エ）ウィルコクソンの順位和検定

③ （ア）ウィルコクソンの順位和検定
　 （イ）ウィルコクソンの符号付順位検定
　 （ウ）Welch の t 検定
　 （エ）対応のある t 検定

④ （ア）Welch の t 検定
　 （イ）対応のある t 検定
　 （ウ）ウィルコクソンの順位和検定
　 （エ）ウィルコクソンの符号付順位検定

2 適切な語句の組み合わせを選べ。

ある薬剤の服用による血糖値の変化の様子を，8 人の患者から観察した。それぞれの患者に対して，投与前と投与後の血糖値を測定した。表のデータから，この薬剤の投与により血糖値が低下したといえるか，有意水準 5%で検定する。（ア）（イ）に入る語句，数値の正しい組み合わせを選べ。

この検定の検定統計量は，

$$T = \frac{|\bar{d}|}{\sqrt{\dfrac{s^2}{n}}}$$

投与前	投与後
211	190
240	164
225	158
199	190
201	153
184	143
193	165
207	158

となる。このとき，n は標本サイズ，$\bar{d}$ は投与前と投与後の差の平均値，s^2 は投与前と投与後の差の（ア）である。また，T は，自由度（イ）の t 分布に従う。

①　（ア）標準偏差　　　（イ）7
②　（ア）標準偏差　　　（イ）8
③　（ア）不偏分散　　　（イ）7
④　（ア）不偏分散　　　（イ）8

3 A 市の 2 地区でデータをとり，各項目について 2 地区間に差があるかどうかを統計的に検定する。t 検定が適している項目はどれか。　　　　　　（第 99 回保健師国家試験午後問題 23）

①　性別
②　体重
③　年齢区分
④　5 段階の自覚的健康度

コラム 11 自由度

　次のような例を考えてみる。（□＋○＋△）÷3＝6 という計算式がある。このとき，□，○，△に好きな数字を入れてみよう。ただし合計を 3 で割ったときに答えが 6 にならなくてはならない。ためしに □に 3，○に 5 を入れてみると，△には自動的に 10 が入る。つまりこの例では自由に決められる数字は□と○の 2 つだけで，残りの△には自由な数字を入れることができない。平均値が決まっているとき，自由になる数字の個数は（標本データの数－1）ということである。

　統計学の本でしばしば目にする "自由度" は，非常にわかりにくい概念である。「自由に動ける確率変数の個数」（中野正孝「看護系の統計調査入門」）であり，一般的には標本データの数から推定された母数の数を引いて計算される。

Part 3

2 変数データを分析する

　データ解析には多変量解析と呼ばれる分野がある。複数のデータの集まりの間の関係を分析するものである。2 つのデータの集まりの関係に着目した分析から，多変量解析の考え方を学ぶことができる。

　Part 3 では，多変量解析の入門として，クロス表の分析，独立性の検定，2 変数の回帰分析などについて述べる。さらに，オッズ比，罹患率，スクリーニングなど，統計学に関連の深い疫学の分野にもチャレンジしてみる。

1 散布図と相関係数

散布図や相関係数は，2つの量的変数の関係を読み取るときに使用する。ここでは，2つの量的変数のばらつき具合を視覚的に読み取る散布図と，2変数間の関係を数的に読み取る相関係数の特徴について述べる。さらに，相関係数の値の目安や相関係数の検定についても述べる。

1 散布図

散布図
2つの変数の間の関連性を視覚的に表現する方法

最高血圧と最低血圧のように関連性のある2変数を表現する場合は，散布図を用いることが多い。表1は，13人の最高血圧と最低血圧のデータである。No.1の人は，xy平面上では，(150, 100) という座標になる。以下同様にして，No.13の人までの13個の座標を得ることができる，これらの座標をExcelの散布図作成機能でグラフ化したものが図1である。図1の散布図では，左下から右上にかけて，点が分布している。この図から，最高血圧が高いと，最低血圧も高い傾向にあることを視覚的に読み取ることができる。

表1 13人の最高血圧と最低血圧

No	最高血圧	最低血圧
1	150	100
2	145	88
3	141	90
4	135	80
5	130	80
6	128	87
7	125	86
8	120	72
9	115	82
10	110	60
11	137	85
12	118	89
13	115	82

外れ値
P.015 参照

また，単一の変数毎に観察した場合は，ばらつきとして表れていないが，散布図上では，多くの点の集まりから外れている点（外れ値）がいくつか出現することがある。このように，散布図は，2変数を同時に視覚化することで新しい情報も捉えることができる。

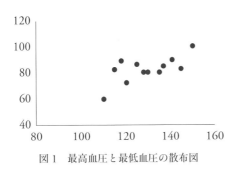

図1　最高血圧と最低血圧の散布図

2　相関関係

　相関はデータ間の相互関係のことであり，散布図と深いつながりがある。2変数の点の分布の傾向を見たとき，一方の変数の値が大きくなると他方の変数の値も大きくなる傾向にある（右肩上がりの傾向がある）場合に正の相関があるという。逆に，一方の変数の値が大きくなると他方の変数の値が小さくなる傾向にある（右肩下がりの傾向がある）場合に負の相関があるという。そして，2つの変数の間にまったく関連がないときに，無相関である（相関関係がない）という。また，2変数間に曲線的関係があるときも，相関があるとはいわない。相関関係では，強弱を見ることもできる。点の分布がほぼ直線に近い分布を示しているとき，強い相関があるといい，点の集中の程度が弱い（ばらつきが大きい）とき，弱い相関があるという（図2）。

相関
データ間の相互の関係性
正の相関：一方が大きくなると他方も大きくなる関係
負の相関：一方が大きくなると他方が小さくなる関係

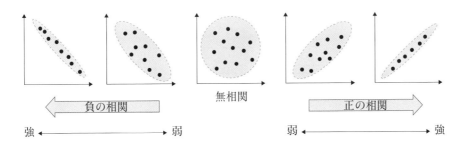

図2　相関の正負と強弱

相関係数 r
相関の傾向（正負）や強弱を
表す尺度
$-1 \leqq r \leqq 1$
単に相関係数といった場合
は，ピアソンの積率相関係
を意味する。相関係数としては，
他にスピアマンの順位相関係
数などがある

3 相関係数

　相関係数 r は，相関の傾向や強弱を表すものであり，$-1 \leqq r \leqq 1$ の区間の値をとる。正の相関の場合は $r > 0$ であり，負の相関の場合は $r < 0$ である。また，無相関は $r = 0$ である。そして，r の値が 0 から離れる（絶対値が大きい）ほど，強い相関を表す。点の分布が直線に一致する場合は，$r = 1$（最も強い正の相関），または $r = -1$（最も強い負の相関）となる（図3）。

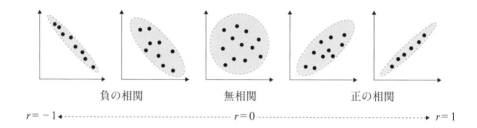

図3　相関係数の値の変化

　2変数 x と y の相関係数 r_{xy} は，x の平均値を $\overline{x}$，y の平均値を $\overline{y}$ とすると，次の式で定義される。

$$r_{xy} = \frac{\dfrac{1}{n} \sum_{i=1}^{n} (x_i - \overline{x})(y_i - \overline{y})}{\sqrt{\dfrac{1}{n} \sum_{i=1}^{n} (x_i - \overline{x})^2} \times \sqrt{\dfrac{1}{n} \sum_{i=1}^{n} (y_i - \overline{y})^2}}$$

4 相関係数の値

　相関の強弱と相関係数の値の関係の目安は，次のようになる。

　　　　相関係数の絶対値　　　 $0 \sim 0.2$　　　ほとんど関係がない
　　　　　　　　　　　　　　　　$0.2 \sim 0.4$　　　弱い関係がある
　　　　　　　　　　　　　　　　$0.4 \sim 0.7$　　　中程度の関係がある
　　　　　　　　　　　　　　　　$0.7 \sim 1$　　　　強い関係がある

　図4は，中程度の関係があるデータの散布図（相関係数 0.59）と弱い関係のあるデータの散布図（相関係数 0.37）である。両者を比較す

ると，相関係数の大きい散布図は，小さい散布図と比較してデータのば
らつきの小さいことを視覚的に把握できる。

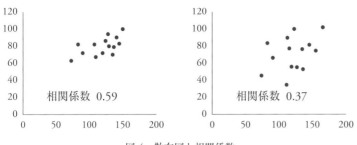

図4　散布図と相関係数

　また，図5は，表1の収縮期血圧と拡張期血圧の相関係数をExcel関
数CORREL( )を用いて計算したものである。表1の場合，相関係数 r
=0.65となる。

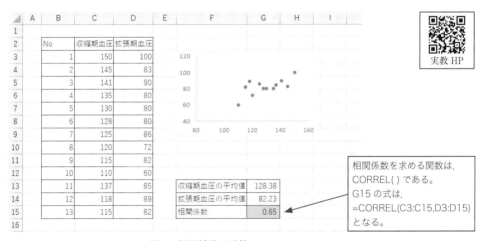

図5　相関係数の計算

Excel関数　CORREL( )

　CORREL(セル範囲, セル範囲) は，2つのセル範囲で指定された2変
数の単相関係数を求める関数である。

　相関係数の計算において，注意が必要な場合がある。外れ値が存在す
る場合や打ち切りデータの場合である。散布図を描いたときに，飛び離
れた点（外れ値）があると，相関係数に影響を及ぼすことがある。外れ

値がデータの測定ミスや記入ミスを原因として存在している場合は，異常値といってデータから削除する必要がある。しかし，測定ミスや記入ミスかどうかがわからない場合もある。例えば，身長 200 cm というデータは他と飛び離れていても実際にありうるデータである。この場合，削除するかどうかは，このデータのあることの意味を考える必要がある。

　次に，打ち切りデータの場合を考える。入学試験では点数の高い順に合格させる。これは入学後もその人たちが良い成績をとると期待されるからである。ところが，入学試験の得点と入学後の試験の得点はあまり相関が高くないといわれる。それは，入学試験の得点が低い人たちは入学してこないので，入学試験の得点の高い人たちだけの入学後の成績をみるからである。入学試験の得点が低い人たちも入学していたら，入学試験の得点と入学後の試験の得点は相関が高いはずである。このようなデータを打ち切りデータという（図 6）。

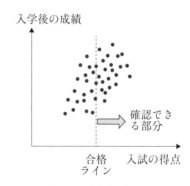

図 6　打ち切りデータ

相関係数の検定
無相関の検定，2 変数の相関
の有無の検定

5　相関係数の検定

　相関係数の検定は，2 変数の相関の有無について検定するものである。この検定では，標本から得られた相関係数が，母集団ではゼロであるかどうかについての検定を行うために，帰無仮説は「母相関係数＝0」とする。また，検定統計量は次のような式になる。

$$T = |\,r\,| \times \sqrt{\frac{n-2}{1-r^2}}$$

r：相関係数　　　n：標本サイズ

なお，T は t 分布に従うことから，t 検定を行う。

この検定により，帰無仮説が棄却されれば，母相関係数≠0となり，なんらかの相関があることになる。

練 習 問 題

1　表は，10人の身長と体重のデータである。身長と体重の関係を散布図に表し，相関係数を求めなさい。

No	身長	体重
1	140	40
2	143	41
3	145	54
4	155	45
5	156	51
6	157	45
7	160	50
8	131	45
9	165	47
10	170	56

2　塩分摂取量と収縮期血圧との「無相関の検定」をしたところ，統計学的に有意でなかった。正しいのはどれか。

（第93回保健師国家試験午前問題71）

① 塩分摂取量が多いと収縮期血圧が高くなる。
② 塩分摂取量が多いと収縮期血圧が低くなる。
③ 塩分摂取量と収縮期血圧とは関係がない。
④ 塩分摂取量と収縮期血圧との関係の有無については何もいえない。

3　相関について正しいのはどれか。

1. 因果関係の必須項目である。
2. 相関係数が大きいほど相関関係は強い。
3. 相関がまったくないときの相関係数は0である。
4. 相関係数は0から100までの数値で示される。
5. 2つの連続量の一方を使用して他方を推計することをいう。

（第100回保健師国家試験午前問題35）

4 　患者調査（2016 年）のデータを利用して，循環器疾患と内分泌・代謝系疾患の 10 万人当たりの都道府県別外来受療率の散布図を作成した。この散布図を参考に，循環器疾患と内分泌・代謝系疾患の都道府県別外来受療率における第 1 四分位数の適切な組み合わせはどれか。

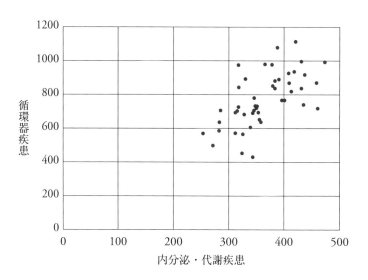

① 　循環器・第 1 四分位数　325.5 人　　　内分泌・代謝・第 1 四分位数　680.5 人
② 　循環器・第 1 四分位数　405.5 人　　　内分泌・代謝・第 1 四分位数　878.5 人
③ 　循環器・第 1 四分位数　680.5 人　　　内分泌・代謝・第 1 四分位数　325.5 人
④ 　循環器・第 1 四分位数　878.5 人　　　内分泌・代謝・第 1 四分位数　405.5 人

コラム　12 チョコレートとノーベル賞の関係

　Messerli は，23 か国の人口 1 000 万人あたりのノーベル賞受賞者数と，チョコレート消費量の相関を調べた。その結果，相関係数は 0.791（$p<0.01$）であり，チョコレート消費量が多い国ほどノーベル賞受賞者が多いことがわかった。これは " かなり強い相関 " で，チョコレート消費量からノーベル賞受賞者数を相当程度に予測できてしまうことになるから驚きである。それではチョコレートをたくさん食べればノーベル賞を取れるだろうか？　いや，ちょっと落ち着いて考えよう。これは，個人がどれほどチョコレートを食べるかという問題ではないし，示されているのは " 相関 " なのだ。

　相関関係と因果関係は区別して考えなければならない。ここで示されているのは相関関係であり，チョコレートを食べる（原因）とノーベル賞を取る（結果）という因果関係を示しているのではない。因果関係を説明するには，原因と結果の時間的な関係や，ほかの研究結果と矛盾しないかなど，いくつかの視点から見ることが必要なのである。

　しかし，なぜチョコレート消費量とノーベル賞受賞者数に相関がみられるのだろうか。この背景にはいろいろな要因が関係していそうである。

Messerli FH. Chocolate Consumption, Cognitive Function, and Nobel Laureates. N ENG J MED 367; 16, 2012.

5 下の散布図は，全国健康保険協会（協会けんぽ）が公表している平成28年度の都道府県支部別の1人当たり医療費と，都道府県支部別メタボリックシンドロームのリスク保有率を表したものである。また，度数分布表は，1人当たり医療費と，メタボリックシンドロームのリスク保有率のいずれかを集計したものである。これらのデータから，1人当たりの医療費とメタボリックシンドロームのリスク保有率の中央値の階級を求めよ。

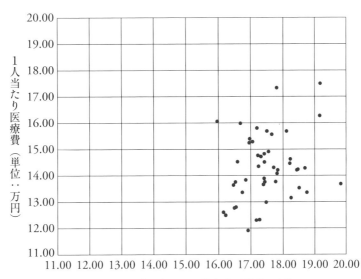

メタボ・リスクの保有率（単位：%）

階級	度数
11.0 ～ 12.0	1
12.0 ～ 13.0	7
13.0 ～ 14.0	12
14.0 ～ 15.0	15
15.0 ～ 16.0	8
16.0 ～ 17.0	2
17.0 ～ 18.0	2
18.0 ～ 19.0	0
19.0 ～ 20.0	0

階級	度数
11.0 ～ 12.0	0
12.0 ～ 13.0	0
13.0 ～ 14.0	0
14.0 ～ 15.0	0
15.0 ～ 16.0	1
16.0 ～ 17.0	13
17.0 ～ 18.0	21
18.0 ～ 19.0	9
19.0 ～ 20.0	3

2 回帰分析

回帰分析は，説明変数の値から目的とする変数の値を予測し，同時に当てはまり具合を評価するものである。ここでは，目的変数，説明変数，分析の手順など回帰分析の概要について述べる。さらに，例題では回帰直線を求める。最後に，アンスコムが指摘した回帰分析の問題点について述べる。

---

1 回帰分析

回帰分析は，説明変数の値から目的とする変数の値を予測・説明し，同時に，当てはまり具合を評価する手法である。回帰分析では，原因から決まる予測値に誤差があることを前提にして，次のようなモデルを利用する。

実際のデータ ＝ 予測値 ＋ 誤差

回帰分析
説明変数の値から目的変数の値を予測・説明し，当てはまり具合を評価する手法

回帰分析では，予測・説明される変数を目的変数（応答変数，従属変数）と呼び，もとになる変数を説明変数（原因変数，独立変数）と呼ぶ。また，回帰分析は，説明変数が単一の**単回帰分析**と説明変数が複数の**重回帰分析**に分けることができる（図1）。また，回帰分析では，目的変数と説明変数の関係を表す直線を求めることになる。

単回帰分析
説明変数が1つの回帰分析

重回帰分析
説明変数が複数ある回帰分析

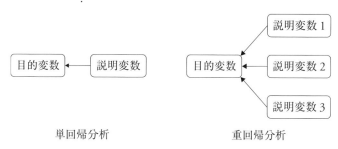

単回帰分析　　　　　　　　重回帰分析

図1　単回帰分析と重回帰分析

単回帰分析の手順は，次のようになる。
1. 目的変数と説明変数の2つの変数の実際のデータから散布図（グラフ）を作成する
2. 実際のデータから，回帰式を決定する
3. 散布図に回帰直線（回帰式の直線）を書き入れ，グラフ全体から，情報を読み取る
4. 説明変数の任意の値と回帰直線から目的変数の値を予測する（図2）

5. 予測値と実際の値（プロットした値）のずれ（残差）を分析する

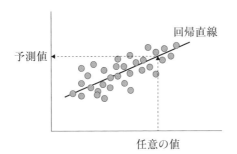

図2　回帰分析と予測値

2　回帰直線

　回帰分析では，実際のデータから**回帰直線**を決定することになる。単回帰分析で求める単回帰直線は，$\hat{y}=ax+b$ と表される。（$\hat{y}$ の予測，a：直線の傾き，b：直線の y 軸切片）

　回帰直線の係数を推定するためには，最小2乗法を用いる。最小2乗法では，観測値と直線上の予測値との残差の2乗和が最小になるように，回帰直線の a と b の値を決める。

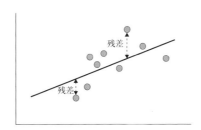

図3　回帰直線と残差

　回帰直線の傾き a は，次のような式になる。

$$a = \frac{\sum (x-\bar{x})(y-\bar{y})}{\sum (x-\bar{x})^2}$$

この式を変形すると，

$$a = \frac{\sum(x-\overline{x})(y-\overline{y})}{\sum(x-\overline{x})^2} = \frac{\dfrac{1}{n}\sum(x-\overline{x})(y-\overline{y})}{\dfrac{1}{n}\sum(x-\overline{x})^2}$$

となる。

また，相関係数は次のようなものである。

$$相関係数 = \frac{X と Y の共分散}{X の標準偏差 \times Y の標準偏差}$$

$$= \frac{\dfrac{1}{n}\sum(x-\overline{x})(y-\overline{y})}{\sqrt{\dfrac{1}{n}\sum(x-\overline{x})^2}\sqrt{\dfrac{1}{n}\sum(y-\overline{y})^2}}$$

したがって，相関係数を用いて回帰直線の傾きを記述すると

$$回帰直線の傾き = 相関係数 \times \frac{y の標準偏差}{x の標準偏差}$$

となる。この式から，回帰直線の傾きと相関係数は異なるものであることがわかる。しかし，2変数の標準偏差が等しい場合は，回帰直線と傾きと相関係数が一致する。

この式の分子にあたる $\dfrac{1}{n}\sum(x-\overline{x})(y-\overline{y})$ は，共分散と呼ばれる式である。共分散の符号（正負）は，$(x-\overline{x})(y-\overline{y})$ の和の符号に一致する。図4は，散布図に $x=\overline{x}$ と $y=\overline{y}$ の補助線を書き入れ，散布図を4つの区画（Aゾーン〜Dゾーン）に分けたものである。この図から，共分散の値を考えてみる。AゾーンとCゾーンでは偏差の積は正であり，BゾーンとDゾーンでは偏差の積は負である。そして，AゾーンとCゾーンの点が多いと，偏差の積の和（共分散）は正となり右上がりの回帰直線になる。BゾーンとDゾーンの点が多いと，偏差の積の和（共分散）は負となり右下がりの回帰直線になる。

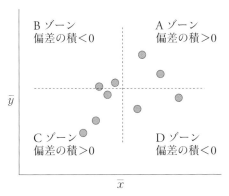

図4　散布図と共分散

3　決定係数

　回帰直線のデータへの当てはまり具合を評価するために，データの変動，予測値の変動，残差の変動の3つの変動を考える。データの変動 S_T^2 はデータと平均の差の2乗和であり，予測値の変動 S_R^2 は予測値と平均の差の2乗和であり，残差の変動 S_E^2 はデータと予測値の差の2乗和である。そして，この3つの変動には，次のような関係がある。

$$S_T^2 = S_R^2 + S_E^2$$

　データの回帰直線への当てはまり具合を示す**決定係数**は，次の式で表される。

$$決定係数\ R^2 = \frac{S_R^2}{S_T^2} = \frac{S_T^2 - S_E^2}{S_T^2} = 1 - \frac{S_E^2}{S_T^2}$$

決定係数
データの回帰直線への当てはまり具合を評価するもの

　なお，R^2 は $0 \leq R^2 \leq 1$ の区間の値である。
　この式から，$R^2 = 1$ のときは，回帰直線にデータが完全に一致している。一方，$R^2 = 0$ のときは，X と Y の間に線形の関係がないことを意味する。R^2 が 0.7～0.8 を上回っていれば，回帰モデルはうまく適合しているといえる。また，残差 S_E^2 が0に近づくと決定係数 R^2 が1に近づき，うまく適合しているといえる。

4　回帰分析の例

　ここでは，ある県の高血圧性疾患の受診率と 1 人当たりの診療費の
データから，回帰分析を行う。県内の市町村別に調査した受診率と 1 人
当たりの診療費から分析を行う。Excel のデータ分析機能を利用すると，
図 5 のように，横軸に受診率（％）を，縦軸に 1 人当たり診療費（円）
を対応させて散布図と回帰直線を描くことができる。

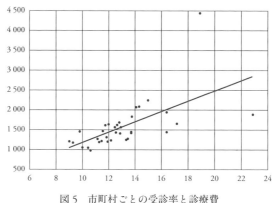

図 5　市町村ごとの受診率と診療費

　この回帰直線を利用することで，受診率が変化すると，1 人当たり診
療費がどのくらい変化するかがわかる。回帰直線の式は，次のようになっ
た。

$$診療費 = 129.93 \times 受診率(\%) - 112.89$$

　この式から，受診率が 1％高くなると 1 人当たり診療費が約 130 円高
くなるといえる。

5　回帰直線と散布図

　図 6 の 4 件のデータは，統計学者アンスコムが指摘した回帰分析の
問題点である。これらのデータを回帰分析すると，4 件とも，$y = 3.0 + 0.5x$
という回帰直線を得られる。しかしながら，図 6 ①のデータは回帰モ
デルとして適切なものであるが，②～④は回帰モデルとして不適切なも
のである。②のデータは，点が曲線的な分布をしている。③のデータは，

外れ値が回帰直線の傾きに影響を与えている。④のデータは，外れ値を除去すると傾きがないものである。

この課題は，回帰分析のような数理的分析を行う前に，データの分布を視覚的に確認する，外れ値の存在や影響を確認する，などの検討が必要なことを示している。

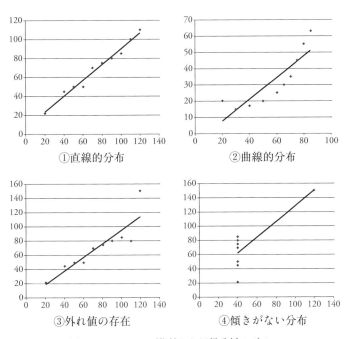

図6 アンスコムが指摘した回帰分析のグラフ

3 クロス表と独立性の検定

クロス表の分析や独立性の検定は，2つの質的変数の関連性の分析に用いる。ここでは，クロス表の分析とそれに使用する観測度数，期待度数について述べる。さらに，2つの属性間の関連の有無を検定する独立性の検定（χ^2検定）についても述べる。

1 クロス表

表1は，「待ち時間」と「待ち時間の感じ方」の2つの質的変数の集計表である。この集計表では，2つの変数の分割項目数は，それぞれ2と4であり，2×4の**クロス表**という。一般に，分割項目数がaとbの場合（a行b列），$a \times b$のクロス表という。

クロス表は，2次元の度数分布表（2次元の頻度表）と考えることができる。そこで，行度数，列度数，行比率，列比率などを算出することもある。表1では，待ち時間が「1時間30分以上」の行度数は27であり，「どちらかといえば長い」の列度数は17であることがわかる。

クロス表
2つの質的変数を縦，横に配置してできるセルに頻度（割合）を記入した表

表1　待ち時間に関するクロス表

	短い	どちらかといえば短い	どちらかといえば長い	長い	計
1時間30分以下	2	15	11	7	35
1時間30分以上	1	3	6	17	27
計	3	18	17	24	62

2 関連性の分析

クロス表には，実際に観測された観測度数が記録されている。観測値をクロス表に集約すると，属性間に関連が強い場合や弱い場合がある。表2は，属性の間に極めて強い関連がある例である。片方がわかれば他方が推測できる。表3は属性の間に関連がみられない例である。クロス表の分析では，このような関連性の分析を行うことになる。

クロス表によって示される関係を連関という。そして，クロス表の分析に用いる尺度には，連関の強さを測る尺度の一つである**クラメールの連関係数**がある。クラメールの連関係数を算出するためには，クロス表にある実際に観測された**観測度数**に加えて，2変数が関係がない場合に期待される度数である**期待度数**が必要となる。ここでは，i行j列のセルの観測度数をO_{ij}，i行j列のセルの期待度数をE_{ij}と表す。期待度数E_{ij}は，観測度数O_{ij}に対応するものである（表4，表5）。

クラメールの連関係数
観測したデータにおいて連関の強さを読む尺度

観測度数
実際に観測された度数

期待度数
2つの変数が独立である（関係がない）場合に期待される度数

表2　属性間に関連のあるクロス表

		リスニング		
		合格	不合格	計
リーディング	合格	70	0	70
	不合格	0	30	30
	計	70	30	100

表3　属性間に関連のないクロス表

		リスニング		
		合格	不合格	計
リーディング	合格	49	21	70
	不合格	21	9	30
	計	70	30	100

表4　観測度数表

	Y_1	Y_2	Y_3	行度数
X_1	O_{11}	O_{12}	O_{13}	$O_{1.}$
X_2	O_{21}	O_{22}	O_{23}	$O_{2.}$
X_3	O_{31}	O_{32}	O_{33}	$O_{3.}$
列度数	$O_{.1}$	$O_{.2}$	$O_{.3}$	$n_{..}$

表5　期待度数表

	Y_1	Y_2	Y_3	計
X_1	E_{11}	E_{12}	E_{13}	$E_{1.}$
X_2	E_{21}	E_{22}	E_{23}	$E_{2.}$
X_3	E_{31}	E_{32}	E_{33}	$E_{3.}$
計	$E_{.1}$	$E_{.2}$	$E_{.3}$	$n_{..}$

　期待度数は，観測度数表の行度数，列度数，行比率，列比率から算出することができ，その式は，次のようなものである。

$$E_{ij} = 総度数(n_{..}) \times i\,行比率 \times j\,列比率 = \frac{i\,行度数 \times j\,列度数}{総度数(n_{..})}$$

表6には，表1の期待度数表を示す。

表6　待ち時間に関する期待度数表

	短い	どちらかといえば短い	どちらかといえば長い	長い	計
1時間30分以下	1.7	10.2	9.6	13.5	35
1時間30分以上	1.3	7.8	7.4	10.5	27
計	3	18	17	24	62

　各セルにおいて，実際に観測された観測度数と独立を仮定した期待度数の差が大きいほど，2変数は関連が強いこととなる。そこで，各セルの観測度数と期待度数の差（ズレ）の大小を表すχ^2値を求める。a行b列のクロス表においては，χ^2値は次のような式から求める。

χ^2値
P.064 参照

$$\chi^2 = \sum_{i=1}^{a} \sum_{j=1}^{b} \frac{(O_{ij} - E_{ij})^2}{E_{ij}}$$

表1と表5のデータでは，$\chi^2 = 13.16$ となる。

$a \times b$ のクロス表におけるクラメールの連関係数 r_c は，次のような式で求める。

$$r_c = \sqrt{\frac{\chi^2}{n_{..} \times k}}$$

ただし，

$$\chi^2 = \sum_{i=1}^{a} \sum_{j=1}^{b} \frac{(O_{ij} - E_{ij})^2}{E_{ij}}, \quad k = \min(a-1, \ b-1), \quad n_{..} \ 総度数$$

r_c は，$0 \leq r_c \leq 1$ の区間の値をとり，1に近いほど，連関が強いことを意味する。表2のデータでは，$n_{..} = 62$ であり，$r_c = 0.46$ となる。

---

3 独立性の検定

独立性の検定
2つの属性間の関連の有無の検定
帰無仮説は「2変数に関係なし」となる

　独立性の検定は，2つの属性の間に関連があるかないか（独立であるかないか）を検定するものである。独立性の検定では，まず，2つの属性の期待度数表を作り，観測度数表と期待度数表から χ^2 値を計算する。この値は，観測度数と期待度数が同一であれば0になり，観測度数と期待度数の差が大きいほど，この値は大きくなる。独立性の検定では，検定統計量として χ^2 値を用いる χ^2 検定を使用する。$m \times n$ のクロス表の検定では，自由度 $(m-1) \times (n-1)$ の χ^2 検定を行う。χ^2 検定の帰無仮説と対立仮説は，次のようになる。

　帰無仮説　変数 X と変数 Y は独立である。（2変数に関係なし）

　対立仮説　変数 X と変数 Y は独立でない。（2変数に関係あり）

　ここでは，T保健所管内のA，B2つの地区の喫煙率の差について検定してみる。表7は，A，B2つの地区から成人男子100人と120人を無作為に抽出し，喫煙者の数を調べた結果である。これから，両地区の喫煙率に差があるかどうかを有意水準5%で検定する。このような 2×2 のクロス表の検定では，自由度1の χ^2 検定を行う。

表7　観測度数

	喫煙者	非喫煙者	計
A地区	35	65	100
B地区	60	60	120
計	95	125	220

　この検定では，帰無仮説と対立仮説は次のようになる。
　帰無仮説：A，B両地区の喫煙率には差はない
　対立仮説：A，B両地区の喫煙率には差がある
期待度数を計算すると，表8のようになる。

表8　期待度数

	喫煙者	非喫煙者	計
A地区	43.18	56.82	100
B地区	51.82	68.18	120
計	95	125	220

　次に，観測度数と期待度数のズレであるχ^2値を計算する。

$$\chi^2 = \sum\sum \frac{(O_{ij}-E_{ij})^2}{E_{ij}}$$
$$= \left\{ \frac{(35-43.18)^2}{43.18} + \frac{(65-56.82)^2}{56.82} + \frac{(60-51.82)^2}{51.82} + \frac{(60-68.18)^2}{68.18} \right\}$$
$$= 5.002$$

　一方，自由度1，有意水準5%のχ^2値は，3.841である。つまり，ズレの値が3.841以上になる確率は，5%以下ということになる。
　以上のことから，帰無仮説は棄却され，地区と喫煙率には関係があって，B地区の喫煙率のほうがA地区の喫煙率より高いといえる。
　2×2のクロス表から，χ^2値を計算する場合は，次のような簡便な式を用いることがある。

$$\chi^2 = \frac{(O_{11}\times O_{22} - O_{12}\times O_{21})^2}{(O_{11}+O_{12})\times(O_{21}+O_{22})\times(O_{11}+O_{21})\times(O_{12}+O_{22})} \times n$$

この式に表7の数値を代入して，χ^2値を計算してみる。

$$\chi^2 = \frac{35\times 60 - 65\times 60}{(35+65)\times(60+60)\times(35+95)\times(65+60)} \times 220$$

$$= \frac{(2100-3900)^2}{100 \times 120 \times 95 \times 125} \times 220 = 5.002$$

このように，簡便な式でも値は一致する。

　また，χ^2 値を計算するにあたり，観測度数や期待度数に小さな値が存在する場合は，次のような補正した統計量を使用する。この補正はイエーツの補正と呼ばれており，χ^2 分布への近似が良くなることが知られている。

$$\chi^2 = \sum \sum \frac{(|O_{ij} - E_{ij}| - 0.5)^2}{E_{ij}}$$

練 習 問 題

1　語句の正しい組み合わせを選べ

　質的 2 変数間の関連性を分析する場合に用いる分析表を（ア）という。そして，（ア）で表された分析結果の検定を（イ）という。この検定の検定統計量は（ウ）である。

① （ア）クロス表　　（イ）無相関の検定　（ウ）χ^2 値
② （ア）クロス表　　（イ）独立性の検定　（ウ）χ^2 値
③ （ア）度数分布表　（イ）無相関の検定　（ウ）t 値
④ （ア）度数分布表　（イ）独立性の検定　（ウ）t 値

2　A 市の 2 地区のデータを収集した。各項目について地区間に差があるかどうかを統計学的に検定する。χ^2 検定に適している項目を 2 つ選べ。　（第 103 回保健師国家試験午前問題 36）

① 年齢
② 通院の有無
③ 高血圧症の有無
④ 1 日当たり飲酒量
⑤ 1 日当たり喫煙本数

$\boxed{3}$ 適切な数値の組み合わせを選べ。

　大学生の男女 100 名に対して，ある食品を食べたことがあるかないかの調査を行い，その結果をクロス表にまとめた。男女差があるかを独立性の検定で明らかにしたい。このクロス表で χ^2 検定を用いて独立性の検定を行う場合，自由度は（ア）である。また，女子学生で食べたことがあると回答する期待度数は（イ）である。

	食べたことがある	食べたことがない	計
男子	20	42	62
女子	7	31	38
計	27	73	100

① （ア）1　　　（イ）7.6
② （ア）3　　　（イ）7.6
③ （ア）1　　　（イ）10.26
④ （ア）3　　　（イ）10.26

コラム 13 χ^2 検定の自由度

　クロス表を用いて χ^2 検定を行うときの自由度について考えてみる。本書 P.120　表 1 の行度数，列度数を変えずに，マス目 a〜h に好きな数字（度数）を入れてみよう。

	短い	どちらかといえば短い	どちらかといえば長い	長い	計
1 時間 30 分以下	a	b	c	d	35
1 時間 30 分以上	e	f	g	h	27
計	3	18	17	24	62

　たとえば，a に 2 と入れると，e は自動的に 1 となる。b に 7 と入れると，f は自動的に 10 となる。c に 4 と入れると，g は自動的に 13，そして自動的に d は 20，h は 4 となる。
　さて，自由に数字を入れることができたマス目の数はいくつだろうか？
　いくつかのマス目は自動的に数値が決まってしまい，自由に数字を入れることができない。χ^2 検定における自由度は，「クロス表の行度数・列度数が決まっているときに，度数を自由に決めることができるマス目の数」ということができる。分類項目数が 2×2 のクロス表の自由度は 1，$a×b$ のクロス表の自由度は $(a-1)×(b-1)$ となる。この例では 4×2 のクロス表であるので，自由度は $(4-1)×(2-1)$ ＝3 となる。

4 疫学と統計

　疾病などの有害事象の観察に必要な疾病頻度の測定尺度である有病率や罹患率，研究スタイルであるコホート研究や症例対照研究，指標である相対危険度やオッズ比など，疫学は統計学と深いつながりがある。ここでは，統計学とつながりのある疫学の一部分を述べる。

1　疫学と統計

　疫学ではヒトの集団を対象として，疾病などの有害事象の頻度や分布などの調査・研究を行う。これには，多量のデータ処理や，長期間にわたるデータ収集が必要となり，統計学と深いつながりがある。

2　有病率と罹患率

2.1　有病率

有病率
一時点において病気にかかっている人の割合

　有病率は，疾病の発生頻度の指標の一つであり，一時点において病気にかかっている人の割合を示す。

$$有病率 = \frac{集団のある一時点における当該疾病を有する人数}{集団の調査対象全員の数}$$

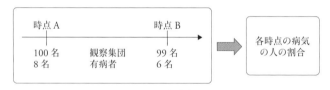

図1　有病率

　図1のように，時点Aにおける当該疾病を有する人数が8名，時点Bにおける当該疾病を有する人数が6名であったとする。時点A，時点Bの有病率は，次のようになる。

$$時点Aの有病率 = \frac{8}{100} = 0.08$$

$$時点Bの有病率 = \frac{6}{99} = 0.06$$

2.2　罹患率

罹患率
ある期間（通常1年間）に，観察集団の人がどれくらい新たに病気にかかったかを表す率

　罹患率は，ある期間に，観察集団のどれくらいの人が新たに病気にか

かったかを表す率。

かったかを表す率である。その算出では，分母に観察集団における一人ひとりの観察期間の総和（ただし，罹患した者は健康期間のみを算定）を使用する。このため，分母の単位は，人日，人月，人年のようなものになる。

$$罹患率 = \dfrac{観察集団の疾病の新規発生人数}{一人ひとりの健康期間の総和（罹患した者は健康期間のみ算定）}$$

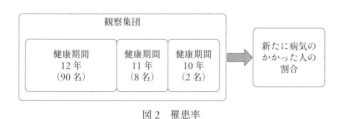

図2　罹患率

　ある疾病を12年間観察したところ，図2のような結果であった。この場合の罹患率は，健康な状態でいる観察期間の総和が分母になり，次のように計算する。

$$罹患率 = \frac{8+2}{90\times12+8\times11+2\times10} \;=\; \frac{10}{1\,068} \;=\; 0.0936$$

累積罹患率は，期間内における疾病罹患の確率を表す。

$$累積罹患率 = \dfrac{観察集団の新規発生数}{観察集団の観察開始時点の人数}$$

図2の場合は，

$$累積罹患率 = \frac{10}{100} \;=\; 0.1$$

累積罹患率
観察期間内に，対象集団で新たに疾病に罹患した者の割合

3　コホート研究と相対危険度

　疫学では，「曝露」「危険因子」という表現が使用される。曝露は疾病発生以前に問題となる要因にさらされることであり，曝露群は，ある要因にさらされた集団である。**危険因子**は，病気の発生や進行の原因となる要素のことで，薬物，化学物質，細菌やウイルスの感染，飲酒，喫煙，

食習慣，物理的要因などがある。

コホート研究は，観察集団を曝露群と非曝露群に分けて追跡研究を行うものである。コホート研究は罹患率の高い疾患の研究に向いており，相対危険度や寄与危険度を算出することができる。

相対危険度（リスク比）は，曝露群（要因あり）の発生率（罹患率）を非曝露群（要因なし）の発生率（罹患率）で割ったものである。相対危険度は，要因が疾病に対する作用の大きさを表す。

寄与危険度は，曝露群の発生率（罹患率）と非曝露群の発生率（罹患率）の差である。発生率は，要因の集団へ与える負荷の大きさを表す。

ある疾病のコホート研究の結果が表1のようであったとき，相対危険度および寄与危険度は，次のように計算される。

$$相対危険度 = \frac{曝露群の発生率（罹患率）}{非曝露群の発生率（罹患率）}$$

$$= \frac{\dfrac{S}{S+T}}{\dfrac{U}{U+V}}$$

$$寄与危険度 = 曝露群の発生率（罹患率） - 非曝露群の発生率（罹患率）$$

$$= \frac{S}{S+T} - \frac{U}{U+V}$$

表1　コホート研究の結果

	疾病あり	疾病なし	
曝露群（要因あり）	S	T	$S+T$
非曝露群（要因なし）	U	V	$U+V$
	$S+U$	$T+V$	$S+T+U+V$

ここでは，40歳代の男性2000人を5年間追跡し，喫煙群，非喫煙群の別に心筋梗塞の罹患状況を調査したところ，表2のような結果となった。この場合の相対危険度を求めてみる。

表2　心筋梗塞の罹患状況

	観察当初の人数	5年間の罹患数
喫煙群	800	25
非喫煙群	1 200	8

コホート研究
調査開始時点から将来に向かって，集団を長期間にわたり観察する研究

相対危険度
リスク比，曝露群と非曝露群の疾病発生率（罹患率）の比

寄与危険度
曝露群の発生率と非曝露群の発生率の差

表1からは一人ひとりの観察期間がわからないので，累積罹患率を用いることにする。

$$喫煙群の累積罹患率 = \frac{25}{800}$$

$$非喫煙群の累積罹患率 = \frac{8}{1\,200}$$

$$相対危険度 = 罹患率比 = \frac{\left(\dfrac{25}{800}\right)}{\left(\dfrac{8}{1\,200}\right)} = 4.6875$$

喫煙群は非喫煙群に比べて，心筋梗塞が 4.7 倍発生する，という結果が得られた。図3は，この研究の時間の流れを表したものである。

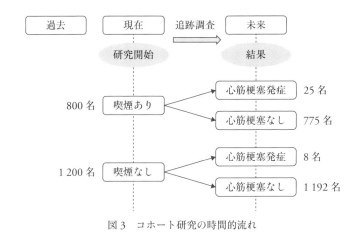

図3　コホート研究の時間的流れ

4　症例対照研究とオッズ比

症例対照研究では，対象集団を症例群（患者群）と対照群（非患者群）に分けて調査する。症例対照研究は，患者の記憶やカルテからデータを収集するため，観察期間を必要としない研究手法であるが，情報の信頼性は高くない。症例対照研究では，相対危険度を直接計算することはできないが，疾病の発生率が低いなどの条件の下，オッズ比で相対危険度の近似値を推定でき，発生率の低い疾病に向いた研究である。オッズは，事象の起こりやすさを表す値である。ある事象が起こる確率を p とすると，オッズは $\dfrac{p}{1-p}$ と表される。オッズが大きいほど，その事象は起こりやすく，オッズが小さいほど，その事象は起こりにくいことを表す。

症例対照研究
調査開始時点から過去にさかのぼって調査する研究

オッズ比
症例群のオッズと対照群のオッズの比

表3　オッズ比の計算項目

	症例群	対照群
曝露群（要因あり）	a	b
非曝露群（要因なし）	c	d

　症例群と対照群の値が表3のようなとき，オッズ比は以下のようになる。

$$\text{オッズ比} = \frac{\text{症例群のオッズ}}{\text{対照群のオッズ}} = \frac{\frac{a}{c}}{\frac{b}{d}}$$

　肺がんと過去の喫煙習慣の症例対照研究を例にとり，オッズ比を求める。肺がん患者を 100 名，肺がんでない人を 100 名集め，過去の喫煙習慣のデータを収集した結果が表4である。

表4　肺がんと喫煙習慣の状況

	症例群 （肺がん患者）	対照群
喫煙あり	90	50
喫煙なし	10	50

　この例では，症例群のオッズは $\frac{90}{10}$ であり，対照群のオッズは $\frac{50}{50}$ である。これから，オッズ比は9となる。

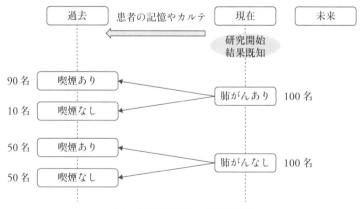

図4　症例対照研究の時間的流れ

症例群と対照群のオッズ比は，次のような意味となる。

オッズ比＝1　症例群と対照群で事象の起こりやすさは同一
オッズ比＞1　症例群で事象がより起こりやすい
オッズ比＜1　対照群で事象がより起こりやすい

　この場合は，喫煙習慣がある者は，喫煙習慣のない者と比べて，肺がんになりやすい，という結果が出た。図4は，この研究の時間の流れを示したものである。

5　コホート研究と症例対照研究の比較

　ここでは，コホート研究と症例対照研究を比較してみる。コホート研究は，対象集団を曝露（要因）の有無に分けて，長期間にわたって追跡しながら，疾病の発生（罹患）の傾向を比較する。つまり，疾病の発生頻度を比較する研究である。時間軸で考えると前向きの研究である。

　症例対照研究は，ある疾病の患者群と非患者群で分けて，過去に遡って，曝露（要因）と疾病の関連性を調査する研究である。つまり，要因の有無を比較する研究である。時間軸で考えると後向きの研究である。

練 習 問 題

1　表から疾患Xに対する要因Yの相対危険度を計算しなさい（小数点以下第2位まで）。

		疾患X		計
		あり	なし	
要因Y	あり	15	25	40
	なし	10	50	60
計		25	75	100

コラム 14 競馬とオッズ

　オッズとは"見込み"のことである。競馬などでも使われているが，競馬のオッズは，その馬券を買って的中したときに，お金が何倍になって返ってくるかを表している。オッズが3.0の馬なら3倍，10.0の馬なら10倍である。それならオッズが高い馬の馬券を買えば大儲けができそうなものだが，そう簡単にはいかない。人気の馬（勝ちそうな馬で，多くの人がその馬券を買う馬）ほどオッズは低く設定されているからである。

　オッズは"あることが起こる確率と起こらない確率の比"を表している。オッズ自体も比なので，"オッズ比"は確率の比の比，ということ。混乱してきましたか？ クロス表から計算する方法は簡単なので，覚えておこう。

5 スクリーニング

スクリーニングは，特定の無自覚の疾病に罹患している可能性を判断し，早期治療に役立てるものである。ここでは，スクリーニングの考え方と，その指標である感度，特異度，陽性反応的中度，陰性反応的中度などについて述べる。さらにスクリーニングの要件についても述べる。

1 スクリーニング

スクリーニングは，有効性が高く簡便で迅速に実施できる検査により，特定の無自覚の疾病に罹患している可能性を判断し，早期治療に役立てるものである。スクリーニングは，通常，健診と呼ばれている。

スクリーニングを実施する場合は，次のような点に注意を要する。

① 重要な健康問題である
② 早期発見することで適切な治療法がある
③ 簡便でどの施設でも実施できる
④ 対象者に肉体的・精神的負担がない
⑤ 費用対効果が優れている

また，放置しても治る病気や生活に支障のないものは，スクリーニングの必要がない。

スクリーニングでは，受診者に対する結果は，陽性（＋）か陰性（－）になる（図1）。結果が陽性の場合は，疾病にかかっている可能性が高いことを意味し，陰性の場合は，疾病にかかっている可能性が低いことを意味する。

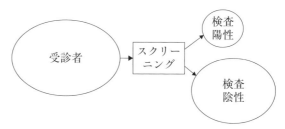

図1　スクリーニングと受診者

結果についてまとめると，図2に示すように，結果が陽性であっても，真陽性（TP：True Positive）の場合（検査が陽性で，疾病にかかっている）と，偽陽性（FP：False Positive）の場合（検査が陽性で，疾病にかかっていない）がある。同様に，結果が陰性の場合でも，真陰性（TN：True Negative）の場合（検査が陰性で，疾病にかかっていない）と，偽

陰性（FN：False Negative）の場合（検査が陰性で，疾病にかかっている）
がある。

		疾 病	
		あり	なし
検査結果	陽性	疾病　＋ 検査　＋ 真陽性（TP）	疾病　－ 検査　＋ 偽陽性（FP）
	陰性	疾病　＋ 検査　－ 偽陰性（FN）	疾病　－ 検査　－ 真陰性（TN）

図2　スクリーニングの結果

2　スクリーニングの指標

スクリーニングの評価指標としては，感度，特異度，陽性反応的中度，
陰性反応的中度がある。真陽性等の値が図3に示したものであるとして，
これらの指標を説明する。

		疾　病		合計
		あり	なし	
検査結果	陽性	a	b	$a+b$
	陰性	c	d	$c+d$
合計		$a+c$	$b+d$	

図3　スクリーニングの値

2.1　感度

感度（敏感度）は，疾病を有する者（病気＋）を，正しく疾病ありと
判断（検査＋）する確率であり，値が大きいほど有効な検査である。

$$感度 = \frac{a}{a+c} \times 100\%$$

感度は，対象を疾病ありの人に限っての正解率である。感度が低い検
査では，患者の見落としが多くなる。

感度
疾病ありの者を検査陽性とす
る確率

特異度
疾病なしの者を検査陰性とする確率

2.2 特異度
　特異度は，疾病を有しない者（病気−）を，正しく疾病なしと判断（検査−）する確率であり，値が大きいほど，有効な検査である。

$$特異度 = \frac{d}{b+d} \times 100\%$$

　特異度は，対象を疾病なしの人に限っての正解率である。特異度が低い検査では，健康な人を陽性と判断してしまい，精密検査を受ける人が多くなる。

陽性反応的中度
検査陽性の者が疾病ありである確率

2.3 陽性反応的中度
　陽性反応的中度は，検査陽性（検査＋）の者の中で，実際に疾病を有する（病気＋）者の割合（真の患者の割合）である。

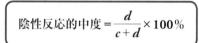

$$陽性反応的中度 = \frac{a}{a+b} \times 100\%$$

　有病率の高い集団では，陽性反応的中度は高くなる。また，有病率が低い集団では，陽性反応的中度は低くなる。

陰性反応的中度
検査陰性の者が疾病なしである確率

2.4 陰性反応的中度
　陰性反応的中度は，検査陰性（検査−）の者の中で，実際に疾病を有さない（病気−）者の割合である。

$$陰性反応的中度 = \frac{d}{c+d} \times 100\%$$

偽陽性度
疾病なしの者を検査陽性とする確率

2.5 偽陽性度
　偽陽性度は，実際に疾病を有さない（病気−）者を，疾病あり（検査＋）と判断する確率である。

$$偽陽性度 = \frac{b}{b+d} \times 100\% = 100 - 特異度$$

偽陰性度
疾病ありの者を検査陰性とする確率

2.6 偽陰性度
　偽陰性度は，実際に疾病を有する（病気＋）者を，疾病なし（検査−）

と判断する確率である。

$$\text{偽陰性度} = \frac{c}{a+c} \times 100\% = 100 - \text{感度}$$

3　スクリーニングの有用性

　スクリーニング検査の有用性は，感度や特異度のほか，対象集団の有病率（異常の頻度など）によっても変化する。

　図4は，スクリーニングの指標をExcelで計算した例である。ある疾病に対して，敏感度99.0%，特異度98.0%のスクリーニングを有病率5.0%の10万人の集団に実施したケースの指標を求めている。

実教HP

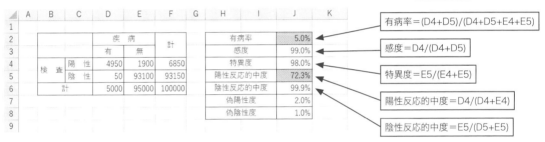

	A	B	C	D	E	F	G	H	I	J	K
1											
2				疾　病		計		有病率		5.0%	
3				有	無			感度		99.0%	
4		検　査	陽　性	4950	1900	6850		特異度		98.0%	
5			陰　性	50	93100	93150		陽性反応的中度		72.3%	
6			計	5000	95000	100000		陰性反応的中度		99.9%	
7								偽陽性度		2.0%	
8								偽陰性度		1.0%	
9											

有病率＝(D4+D5)/(D4+D5+E4+E5)
感度＝D4/(D4+D5)
特異度＝E5/(E4+E5)
陽性反応的中度＝D4/(D4+E4)
陰性反応的中度＝E5/(D5+E5)

図4　有病率5%のスクリーニング

　図5は，図4と同様なスクリーニングを有病率0.1%の集団に実施したケースである。

	A	B	C	D	E	F	G	H	I	J	K
1											
2				疾　病		計		有病率		0.1%	
3				有	無			感度		99.0%	
4		検　査	陽　性	99	1998	2097		特異度		98.0%	
5		結　果	陰　性	1	97902	97903		陽性反応的中度		4.7%	
6			計	100	99900	100000		陰性反応的中度		100.0%	
7								偽陽性度		2.0%	
8								偽陰性度		1.0%	
9											

実教HP

図5　有病率0.1%のスクリーニング

有病率 0.1% の集団では陽性反応的中度は 4.7% であり，有病率 5% の集団では陽性反応的中度は 72.3% である。このようにスクリーニング検査は，有病率が高い集団に向いているといえる。実際のスクリーニング検査でも，陽性反応的中度の値に関心がもたれることが多い。

練 習 問 題

1 病気にかかっている者を検査で陽性とする確率を（ア）といい，検査で陽性の者が本当に病気にかかっている確率を（イ）という。病気にかかっていない者を検査で陰性とする確率を（ウ）といい，検査で陰性の者が本当に病気にかかっていない確率を（エ）という。

① （ア）特異度　（イ）陽性反応的中度　（ウ）感度　（エ）陰性反応的中度
② （ア）陽性反応的中度　（イ）特異度　（ウ）陰性反応的中度　（エ）感度
③ （ア）感度　（イ）陽性反応的中度　（ウ）特異度　（エ）陰性反応的中度
④ （ア）陽性反応的中度　（イ）感度　（ウ）陰性反応的中度　（エ）特異度

2 正しい語句の組み合わせを選べ。

疾病を有さない者のうち，検査で正しく陰性となる確率を（ア）という。これは，値が（イ）ほど有効な検査であるといえる。そして，検査陰性者のうち，実際に疾病を有さない者の割合を（ウ）という。

① （ア）感度　　　　（イ）大きい　　　（ウ）陰性反応的中度
② （ア）感度　　　　（イ）小さい　　　（ウ）陽性反応的中度
③ （ア）特異度　　　（イ）大きい　　　（ウ）陰性反応的中度
④ （ア）特異度　　　（イ）小さい　　　（ウ）陽性反応的中度

3 陽性反応的中度が上昇する理由で適切なのはどれか。

1. 疾患の治療法が進歩した。
2. 疾患の有病率が上昇した。
3. 検査を受けた人数が増加した。
4. 検査の感度は変わらず特異度が低下した。

（第 106 回保健師国家試験午後問題 16）

4 スクリーニングの結果と疾病有無の関係をまとめたところ，次のような結果になった。感度，特異度，陽性反応的中度を求めよ。

		疾病		合計
		あり	なし	
検査	陽性	8	28	36
	陰性	2	62	64
	合計	10	90	100

コ ラ ム 15 がん検診と発見率

　国のがん対策においては，質の高いがん検診を安定的に行うしくみ（精度管理）として，がん検診のプロセス指標を設定している。プロセス指標には精検受診率，要精検率，がん発見率，陽性反応適中度などがある。

　たとえば大腸がんに着目すると，がん検診受診者のうち要精検率（精密検査が必要と判定された人の割合）は 6.5% である。また精検受診率（要精検者のうち精検を受診した人の割合）は 70%，がん発見率（がん検診受診者のうちがんが発見された人の割合）は 0.2%，陽性反応的中度（精検が必要と判定された人のうちがんが発見された人の割合）は 3% である。

　これらの数値から，大腸がんである確率は検診受診者全体では 0.2% であるのに対して，要精密検査者では 3% と，15 倍に上がっていることが読み取れる。がん検診を受けて精検が必要と判定された場合は，精密検査を受診することが重要である。

（がん検診の都道府県別プロセス指標，国立がん研究センター，https://ganjoho.jp/reg_stat/statistics/stat/process-indicator.html）

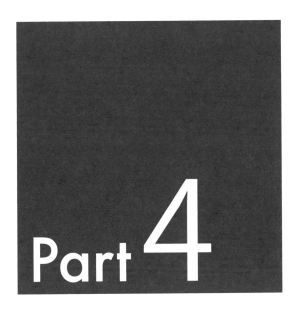

Part **4**

データを活用する ☞

　保健統計とは，国や地域社会での健康，保健，衛生などに関する事象を統計として表したものである。各種の健康指標は地域の把握やアセスメントを行い，保健活動の計画，実施，評価を行う際にも活用されている。

　Part 4 では，集団の特徴や健康水準をとらえる指標（健康指標）について取り上げる。人口静態，人口動態，生命表などについて述べる。また，国で行われている各種の統計調査の概要について述べる。さらに，保健医療に関するデータベース等についても紹介する。

1 人口静態統計

ここでは，人口に関する統計について述べる。人口や各種の健康指標は，地域のアセスメントを行う際に基礎となる事項である。

1 人口に関する統計

人口のとらえ方には，ある時点における人口をとらえる**人口静態統計**と，一定期間の人口の動きをとらえる**人口動態統計**がある。

2 人口静態統計

日本の人口や世帯構造などを把握するための人口静態統計調査として，**国勢調査**が行われている。国勢調査は総務省統計局が主管となり，統計法に基づいて，5年に一度，調査年の10月1日午前零時時点の人口の実態を調べている。

国勢調査は調査時に国内に常住している人すべてが対象となる**全数調査**（悉皆調査）であり，日本に住む外国人も含まれる。調査の流れは，総務省統計局－都道府県－市町村－国勢調査指導員－国勢調査員となる（図1）。2015年の調査からインターネットによる回答が利用されるようになり，調査の効率化が図られている。国勢調査の結果は，国や地方公共団体の行政施策のほかに，さまざまな場面で利用されている。（表1）

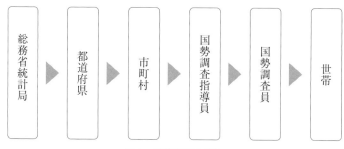

図1　国勢調査の流れ

2.1　日本の人口と世界の人口

わが国の総人口は，2015年の国勢調査で1億2709万人である。国勢調査開始以来，日本の人口は増加を続けてきたが，2015年には，同調査において初めての人口減少となった。将来的には人口は減少していき，2055年には1億人を割り込むであろうと推計されている。

一方，世界人口は，国連により2015年時点で73億8300万人と推

人口静態統計
ある時点における人口をとらえるもの

人口動態統計
一定期間の人口の動きをとらえるもの

国勢調査
日本に住むすべての人・世帯を対象として5年に一度実施する統計調査

全数調査（悉皆調査）
母集団すべてを対象とする調査

表1　国勢調査の人口の年次推移

年次		実数				割合（%）		
		総数	0～14歳	15～64歳	65歳以上	0～14歳	15～64歳	65歳以上
1920	大正9年	55,963,053	20,416,202	32,605,495	2,941,356	36.5	58.3	5.3
1925	大正14年	59,736,822	21,924,045	34,791,714	3,021,063	36.7	58.2	5.1
1930	昭和5年	64,450,005	23,579,265	37,806,865	3,063,875	36.6	58.7	4.8
1935	昭和10年	69,254,148	25,545,167	40,484,022	3,224,959	36.9	58.5	4.7
1940	昭和15年	73,075,071	26,368,708	43,251,699	3,453,702	36.1	59.2	4.7
1945	昭和20年	71,998,104	26,477,086	41,820,903	3,700,115	36.8	58.1	5.1
1950	昭和25年	84,114,574	29,786,412	50,168,312	4,155,180	35.4	59.6	4.9
1955	昭和30年	90,076,594	30,122,897	55,166,615	4,786,199	33.4	61.2	5.3
1960	昭和35年	94,301,623	28,434,159	60,469,355	5,397,980	30.2	64.1	5.7
1965	昭和40年	99,209,137	25,529,230	67,444,242	6,235,614	25.7	68.0	6.3
1970	昭和45年	104,665,171	25,152,779	72,119,100	7,393,292	24.0	68.9	7.1
1975	昭和50年	111,939,643	27,220,692	75,807,317	8,865,429	24.3	67.7	7.9
1980	昭和55年	117,060,396	27,507,078	78,834,599	10,647,356	23.5	67.4	9.1
1985	昭和60年	121,048,923	26,033,218	82,506,016	12,468,343	21.5	68.2	10.3
1990	平成2年	123,611,167	22,486,239	85,903,976	14,894,595	18.2	69.7	12.1
1995	平成7年	125,570,246	20,013,730	87,164,721	18,260,822	16.0	69.5	14.6
2000	平成12年	126,925,843	18,472,499	86,219,631	22,005,152	14.6	68.1	17.4
2005	平成17年	127,767,994	17,521,234	84,092,414	25,672,005	13.8	66.1	20.2
2010	平成22年	128,057,352	16,803,444	81,031,800	29,245,685	13.2	63.8	23.0
2015	平成27年	127,094,745	15,886,810	76,288,736	33,465,441	12.6	60.7	26.6

計されている。世界人口は今後も増加を続け，2050年には97億人に達すると予測されている。

2.2　人口ピラミッド

　人口の性別・年齢別の構成を表したグラフを**人口ピラミッド**という。縦軸に年齢，横軸に男女別に年齢ごとの人口をとる。1955年頃の日本の人口ピラミッドは三角形状のピラミッド型であった（図2(a)）。多産多死の場合は若年層の人口が多く，年齢が上がるにしたがって減少するためピラミッド型になる。現在の日本では少産少死型になり，人口ピラミッドはつぼ型の形状になっている（図2(b)）。将来的にはさらに少子高齢化が進み，図2(c)のようなピラミッドを示すと推計されている。

人口ピラミッド
性別・年齢別の人口を表したグラフ

(a) 1955（昭和30）年の人口ピラミッド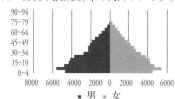

(b) 2015（平成27）年の人口ピラミッド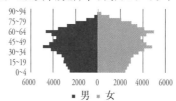

(c) 2045 年の人口ピラミッド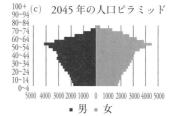

図2　人口ピラミッド（単位：千人）

2.3　年齢別人口

人口の年齢構成をとらえる場合に，次の3区分がよく用いられる。①年少人口（0〜14歳），②生産年齢人口（15〜64歳），③老年人口（65歳以上）である。また，年少人口と老年人口の和を従属人口という。年齢3区分別の人口構成割合は，2015年時点で年少人口12.6％，生産年齢人口60.7％，老年人口26.6％となっている。

老年人口割合のことを一般に**高齢化率**といい，高齢化率が7％以上を高齢化社会，14％以上を高齢社会，21％以上を超高齢社会という。日本では1970年に高齢化社会，1994年に高齢社会，2007年に超高齢社会となっている。

2.4　年齢構成指数

年齢3区分別の人口を用いて，以下のような指標を計算することができる。

$$\text{年少人口指数}：\frac{\text{年少人口}}{\text{生産年齢人口}}\times100$$

$$\text{老年人口指数}：\frac{\text{老年人口}}{\text{生産年齢人口}}\times100$$

$$\text{従属人口指数}：\frac{\text{従属人口（年少＋老年）}}{\text{生産年齢人口}}\times100$$

$$\text{老年化指数}：\frac{\text{老年人口}}{\text{年少人口}}\times100$$

年少人口指数，老年人口指数，従属人口指数は，生産年齢人口（いわゆる現役世代）がどの程度ほかの人口を支えているのかを表す指標であり，社会的，経済的側面（労働力）から人口をみた指標の一つともとらえられる。また，**老年化指数**は人口の高齢化を端的に表した指標であり，

この指数が高いことは少子高齢化が進んでいることを表している。

2.5　労働力人口

　労働力人口とは，15 歳以上人口のうち，就業者と完全失業者の合計をいう（図 3）。**労働力調査**はわが国の就業・不就業の状況を把握し景気判断や雇用対策に役立てるため，標本抽出された約 40 000 世帯を対象に，毎月実施されている。

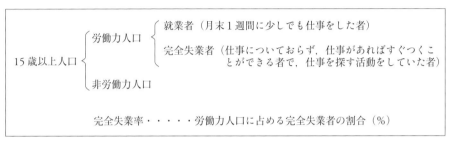

総務省統計局　労働力調査

図 3　労働力人口

　15 歳以上人口における労働力人口の割合を労働力人口比率という。また，労働力人口に占める完全失業者の割合を完全失業率という。2017 年の平均では，労働力人口は 6 720 万人，労働力人口比率は 60.5 %，完全失業率は 2.8 % である。

2.6　世帯数に関する統計

　全国の世帯数は，国勢調査のほか，住民基本台帳人口要覧（総務省自治行政局），**国民生活基礎調査**（厚生労働省）などで調べることができる。
　国民生活基礎調査によると，2018 年の世帯数は 5 099 万 1 000 世帯，平均世帯人員は 2.44 人である。世帯構造別にみると，夫婦と未婚の子のみの世帯が 29.1 %，夫婦のみの世帯が 24.1 %，ひとり親と未婚の子のみの世帯が 7.2 % であり，**核家族世帯**が全体の 60.4 % である（図 4）。単独世帯は 27.7 %，三世代世帯は 5.3 % である。
　65 歳以上の者のいる世帯は 2 492 万 7 千世帯で，世帯全体の 48.9 % である。65 歳以上の者のいる世帯の中では，65 歳以上の者のみの世帯は 56.3 %，単独世帯は 27.4 % であり，これらの割合は増加傾向である。

労働力人口
15 歳以上人口のうち，就業者と完全失業者の合計である。月末に少しでも仕事をした者（主婦のパート勤務や学生のアルバイト等を含む）は労働力人口に含まれる。完全失業者とは，仕事についておらず，仕事があればすぐにつくことができる者で，仕事を探す活動をしていた者を意味する

国民生活基礎調査
保健・医療・福祉・年金・就業・所得などに関する調査

核家族世帯
核家族世帯には，夫婦と未婚の子のみの世帯，夫婦のみの世帯，ひとり親と未婚の子のみの世帯が含まれる

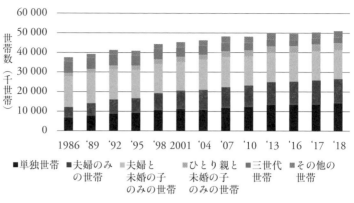

図4 世帯構造別にみた世帯数の年次推移

(資料:国民生活基礎調査)

<!-- legend -->
■単独世帯　■夫婦のみ　■夫婦と　　　■ひとり親と　■三世代　　■その他の
　　　　　　の世帯　　未婚の子　　　未婚の子　　世帯　　　世帯
　　　　　　　　　　のみの世帯　　のみの世帯

練 習 問 題

1 国勢調査について正しいのはどれか。

1. 国勢調査により,死亡数が把握される
2. 2015 年の国勢調査による日本の人口は,2 億人を超えている
3. 2015 年は,前回の国勢調査よりも人口が増加した
4. 国勢調査は全数調査である
5. 国勢調査は,毎年行われている

2 老年人口指数はどれか。

1. (老年人口÷総人口)×100
2. (老年人口÷年少人口)×100
3. (老年人口÷生産年齢人口)×100
4. {(老年人口+年少人口)÷生産年齢人口}×100

3 A町とB町の老年人口割合の推移を示す。説明で正しいのはどれか。2つ選べ。

	1960 年	1965 年	1970 年	1975 年	1980 年
A 町	4%	6%	15%	17%	23%
B 町	6%	9%	11%	12%	16%

1. 1960 年は，両町とも高齢化社会に分類される
2. 1965 年は，A町は高齢化社会，B町は高齢社会に分類される
3. 1970 年は，A町は高齢社会，B町は高齢化社会に分類される
4. 1975 年は，両町とも高齢社会に分類される
5. 1980 年は，A町は超高齢社会，B町は高齢社会に分類される

4 日本の人口の推移をグラフに表し，動向を確認しよう。

5 日本の年齢別人口構成の年次推移について調べ，グラフに表してみよう。

コラム 16 世界人口

　国連の推計では紀元元年頃の世界の人口は2億5000万人，1650年ごろ5億5000万人，1995年には57億人，2000年には61億人となっている。2015年の人口分布によれば中国13億7600万人，インド13億1100万人，アメリカ3億2200万人，以下順に，インドネシア，ブラジル，パキスタン，ナイジェリア，バングラデシュ，ロシア，日本，メキシコ，フィリピンの順でここまでが人口1億人以上の国である。

コラム 17 日本の国勢調査のはじまり

　杉亨二（1828-1917）は，江戸時代末期に幕府で外国書の翻訳などを行っていた。杉は外国書を読む中で統計の重要性に気づき，日本でも必要なものと考えた。そして日本における国勢調査を構想し，統計の普及や国勢調査の実現に尽力した。明治35（1902）年に「国勢調査ニ関スル法律」が制定され，大正9（1920）年に第1回の国勢調査が実施された。第1回国勢調査時の日本の人口は 55 963 053 人であった。

2 ║ 人口動態統計と生命表

ここでは，人口動態に関する指標やそれらの動向について述べる。また，平均寿命や健康寿命について述べる。

1 人口動態統計

人口動態統計は，一定の期間における人口の変動をとらえるものである。人口動態統計調査では，**出生，死亡，婚姻，離婚，死産**の全数を対象としており，調査の期間はその年の1月1日から12月31日までである。出生，死亡，婚姻，離婚は戸籍法，死産は死産の届出に関する規程により届け出られ，その届け出に基づいて人口動態調査票が作成される。報告の系統は図1のようになっている。

人口の増減には，自然増減と社会増減がある。自然増減は出生と死亡による人口の増減，社会増減はある地域への転入と転出による人口の増減をいう。

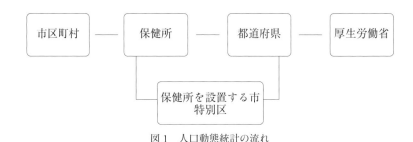

図1 人口動態統計の流れ

1.1 出生

出生に関する指標には，出生率，合計特殊出生率などがある。

(1) 出生率

$$出生率 = \frac{出生数}{人口} \times 1\,000$$

出生率は人口1 000人あたりの1年間の出生数を表したものである。

(2) 合計特殊出生率

$$合計特殊出生率 = \left\{ \frac{母の年齢別出生数}{同年齢の女子人口} \right\} \text{の15歳から49歳までの合計}$$

合計特殊出生率は，15歳から49歳までの女子の年齢別出生率を合計したものであり，1人の女子が仮にその年次の年齢別出生率で一生の間に生むとしたときの子どもの数を表している。

出生率
人口1 000人あたりの1年間の出生数

合計特殊出生率
15歳から49歳までの女子の年齢別出生率を合計したもの

(3) 総再生産率

$$\text{総再生産率} = \left\{ \frac{\text{母の年齢別女児出生数}}{\text{同年齢の女子人口}} \right\} \begin{array}{l} \text{その年次の 15 歳から 49 歳} \\ \text{までの合計} \end{array}$$

合計特殊出生率は生まれる子は男女を含めるが，**総再生産率**は女児の出生について求める。1 人の女子が仮にその年次の年齢別出生率で一生の間に生むとした平均女児数を表している。

(4) 純再生産率

$$\text{純再生産率} = \left\{ \frac{\text{母の年齢別女児出生数}}{\text{同年齢の女子人口}} \times \frac{\text{女の生命表の同年齢の定常人口}}{10 \text{ 万人}} \right\}$$
その年次の 15 歳から 49 歳までの合計

純再生産率は，総再生産率に母親の世代の死亡率を考慮に入れたときの平均女児数を表している。

合計特殊出生率，総再生産率，純再生産率は，人口再生産を表す指標である。合計特殊出生率が**人口置換水準**以上，純再生産率が 1 以上であれば将来人口は増加し，それを下回ると減少すると予測される。

2017 年の出生数は 946 065 人，出生率は 7.6，合計特殊出生率は 1.43 と，いずれも前年よりも低下している（図 2）。また 2017 年の総再生産率は 0.70，純再生産率は 0.69 であった。こうした数値から，将来人口の減少が予測される。

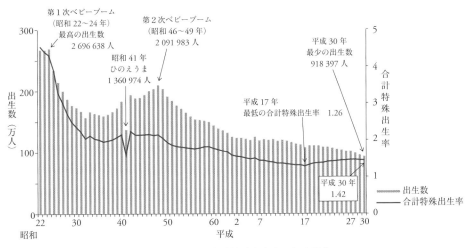

図 2　出生数と合計特殊出生率の年次推移

（資料：人口動態統計）

1.2　死亡

死亡に関する指標には，死亡率，年齢（年齢階級）別死亡率，死因別死亡率，年齢調整死亡率などがある。

⑴　**死亡率（粗死亡率）**

死亡率
人口 1 000 人あたりの 1 年間の死亡数

粗死亡率
単に死亡率といった場合は，粗死亡率のことをいう

$$死亡率 = \frac{死亡数}{人口} \times 1\,000$$

死亡率は人口 1 000 人あたりの 1 年間の死亡数を表したものである。分母の人口を性別や年齢別などで分けずに総人口として算出する率を粗率といい，死亡率の場合は粗死亡率という。

⑵　**年齢（年齢階級）別死亡率**

年齢（年齢階級）別死亡率

$$= \frac{ある年齢（年齢階級）における 1 年間の死亡数}{同年齢（年齢階級）の人口}$$

$$\times 1\,000（または 100\,000）$$

年齢（年齢階級）別死亡率は，死亡率をある年齢または年齢階級別に表したものである。

⑶　**死因別死亡率**

$$死因別死亡率 = \frac{1 年間のある死因の死亡数}{人口} \times 100\,000$$

死因別死亡率は，特定の死因による人口 100 000 人あたりの 1 年間の死亡数を表したものである。

死因統計は，その集団の健康問題を把握する健康指標として重要なものである。死因統計の分類は，WHO の疾病及び関連保健問題の国際統計分類第 10 回修正（International Statistics Classification on Diseases and Related Health Problems, Tenth Revision: ICD-10）に準拠した疾病，傷害および死因分類表に従って行われている。

ICD-10
P. 180 参照

2017 年の死亡数は 1 340 397 人，死亡率は 10.8 で，前年より増加傾向である。主な死因別死亡率の推移を図 3 に示す。

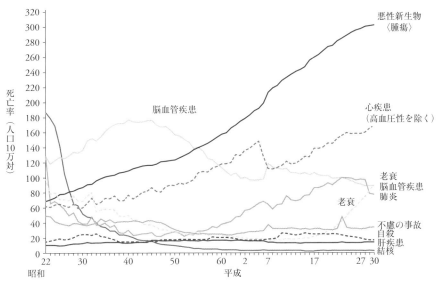

注：1）平成6年までの「心疾患（高血圧性を除く）」は，「心疾患」である。
　　2）平成6・7年の「心疾患（高血圧性を除く）」の低下は，死亡診断性（死体検案書）（平成7年
　　　　1月施行）において「死亡の原因欄には，疾患の終末期の状態としての心不全，呼吸不全等は書
　　　　かないでください」という注意書きの施行前からの周知の影響によるものと考えられる。
　　3）平成7年の「脳血管疾患」の上昇の主な要因は，ICD-10（平成7年1月適用）による原死因
　　　　選択ルールの明確化によるものと考えられる。
　　4）平成29年の「肺炎」の低下の主な要因は，ICD-10（2013年版）（平成29年1月適用）によ
　　　　る原死因選択ルールの明確化によるものと考えられる。

図3　日本の主要死因別死亡率の年次推移

1.3　乳児死亡，周産期死亡，死産

　乳児死亡率などの指標は，地域の公衆衛生や医療の水準，および経済
や教育を含めた社会状態をみるうえで重要な指標である。それぞれの定
義をよく理解しておこう。

（1）乳児死亡率など

$$乳児死亡率＝\frac{乳児死亡数}{出生数}×1\,000$$

$$新生児死亡率＝\frac{新生児死亡数}{出生数}×1\,000$$

$$早期新生児死亡率＝\frac{早期新生児死亡数}{出生数}×1\,000$$

　乳児死亡は生後1年未満の死亡，新生児死亡は生後4週未満の死亡，
早期新生児死亡は生後1週未満の死亡をいう。**乳児死亡率，新生児死
亡率，早期新生児死亡率**は，1年間の出生数1 000人あたりのそれぞれ
の1年間の死亡数を表したものである。

**乳児死亡率，新生児死亡率，
早期新生児死亡率**
乳児死亡率，新生児死亡率，
早期新生児死亡率は，1年間
の出生数1 000人あたりの
それぞれの1年間の死亡数
を表したものである。分母は
人口ではないので注意しよう

日本における乳児死亡率は，明治〜大正年間は150を超えており，国勢調査開始年である1920年は165.7であった。その後は年々低下し，1940年には100を下回り，以後も改善傾向を示している。2017年では1.9と，世界的にみても低率となっている（図4）。

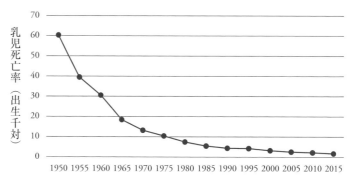

（資料：人口動態統計）

図4　日本における乳児死亡率の年次推移

死産
妊娠満12週以後の死児の出産

自然死産
人工的処置を加えた場合でも，胎児を出生させることを目的とした場合と，母体内の胎児が生死不明または死亡している場合は自然死産とされる

妊産婦死亡
妊娠中または妊娠終了後満42日未満における女性の死亡

(2)　死産

死産は妊娠満12週（第4月）以後の死児の出産と規定されており，自然死産と人工死産に分けられる。人工死産とは胎児の母体内生存が確実なときに人工的処置を加えたことにより死産に至った場合をいい，それ以外は自然死産となる。

$$死産率 = \frac{死産数}{出生数 + 死産数} \times 1\,000$$

死産率は出産（出生＋死産）1 000あたりの数で表される。2017年の自然死産率は10.1，人工死産率は11.0である。

(3)　妊産婦死亡

$$妊産婦死亡率 = \frac{妊産婦死亡数}{出生数 + 死産数} \times 100\,000$$

妊産婦死亡とは妊娠中または妊娠終了後満42日未満における女性の死亡をいう。妊産婦死亡率は1年間の出産（出生＋死産）10万あたりの妊産婦死亡数を表す。なお国際比較の場合は1年間の出生10万あたりの数値を用いる。

2017年の妊産婦死亡数は33人，妊産婦死亡率は3.4であり，低下傾向である。

⑷　周産期死亡

$$周産期死亡率 = \frac{妊娠満22週以後の死産数 + 早期新生児死亡数}{出生数 + 妊娠満22週以後の死産数} \times 1\,000$$

　周産期死亡は妊娠満22週以後の死産と生後1週未満の早期新生児死亡の合計をいう。周産期死亡率は，出生数＋妊娠満22週以後の死産数の1 000あたりの周産期死亡数で表される。

　妊娠満22週以後の死産と生後1週未満の早期新生児死亡は，母体の健康状態に強く影響される共通性があり，母子保健の水準を表す指標の一つとして示されている。2017年の周産期死亡率は3.5である。

1.4　婚姻と離婚

$$婚姻率 = \frac{婚姻件数}{人口} \times 1\,000$$

$$離婚率 = \frac{離婚件数}{人口} \times 1\,000$$

　婚姻や離婚の動向には，社会的経済的要因などのさまざまな要因が影響する。また，人口の増減にもかかわる。婚姻率は人口1 000人あたりの1年間の婚姻件数，離婚率は人口1 000人あたりの1年間の離婚件数として表す。2017年の婚姻率は4.9，離婚率は1.70である。

2　生命表

　生命表は，ある年に生まれた集団が，その年の特定の集団の年齢別死亡率に基づいて，それらが今後も変わらないと仮定したときに，人口が減少していく状態を，死亡率，生存数，平均余命などの生命表関数によって表したものである。

　生命表の作成には，人口動態統計と人口が用いられる。国勢調査人口と国勢調査年次の人口動態統計（確定数）に基づいて作成されるものを完全生命表，人口動態統計（概数）と推計人口を用いて作成されるものを簡易生命表という。

　生命表関数には以下のようなものがある。

- ・死亡率（$_nq_x$）：生命表で扱う死亡率とは，x歳の者が$x+n$歳に達しないで死亡する確率のことである。
- ・生存数（l_x）：生命表では，ある年に10万人が出生すると仮定する。この10万人が，死亡率に従って死亡していくと考えたときに，x歳に達するまで生き残っている人数の期待値のことである。

周産期死亡
妊娠満22週以後の死産と生後1週未満の早期新生児死亡の合計

周産期死亡率
国際比較では，妊娠満28週以後の死産数と早期新生児死亡数を加えたものの出生1 000に対する数として表す場合がある

- 死亡数（$_nd_x$）：x 歳の者が $x+n$ 歳に達しないで死亡する人数の期待値である。
- 定常人口（$_nL_x$）：毎年 10 万人が出生し，死亡率が一定で変わらないと仮定したときの x 歳以上 $x+n$ 歳未満の人口（x 歳の生存数）が定常人口（$_nL_x$）である。x 歳以上の定常人口は T_x で表す。
- 平均余命（$\overset{\circ}{e_x}$）：x 歳ちょうどの者のその後の生存年数の期待値である。$\dfrac{T_x}{l_x}$ で得られる。

生命表関数は人口の年齢構成には影響されることがなく，厳密な死因分析に欠かせないものである。

平均寿命
0 歳の平均余命と同義である

2.1　平均寿命

0 歳の平均余命のことを**平均寿命**という。平均寿命は，すべての年齢の死亡状況を集約したものであり，総合的な保健水準を表す指標として用いられている。人口の年齢構成の影響を受けないため，年次比較や異なる集団間の比較などにおいても広く活用されている。

日本の平均寿命は 1947 年には男 50.06 歳，女 53.96 歳であった。その後急激に延び，1951 年には男女とも 60 歳を超えた。以後も改善を続け，2017 年には男 81.09 歳，女 87.26 歳となっており，世界的にも高水準である。

2.2　死因分析

生命表関数を活用して，さまざまな死因分析が行われている。生命表上で，ある年齢の者が将来どの死因で死亡するかを計算し，確率として表したものを死因別死亡確率という。また，仮にある死因が克服された場合に平均余命がどのくらい延びるかを示す指標として，**特定死因を除去した場合の平均寿命の延び**が示されている。これは各死因の平均余命への影響の大きさを表したものである。

死因別死亡確率
2017 年・男についてみると，0 歳では悪性新生物が最も高く（28.72%），次いで心疾患（14.33%），肺炎（8.81%），脳血管疾患（7.66%）の順である

特定死因を除去した場合の平均寿命の延び
2017 年，男では悪性新生物が 3.62 年，心疾患が 1.40 年，脳血管疾患が 0.75 年である

健康寿命
日常生活に制限のない期間の平均

2.3　健康寿命

死亡という事象をとらえた場合と異なり，**健康寿命**はさまざまな定義や考え方がある。厚生労働省では「健康上の問題で日常生活が制限されることなく生活できる期間」としている。これは通常の意味の寿命（生存期間）の代わりに "健康な状態の生存期間" の期待値を考えたものである。健康寿命の算定には，国民生活基礎調査，人口動態統計などが基礎資料として用いられている。

2016 年の健康寿命（日常生活に制限のない期間の平均）は，男
72.14 年，女 74.79 年である。同年の平均寿命との差は男 8.84 年，女
12.34 年である（図 5）。

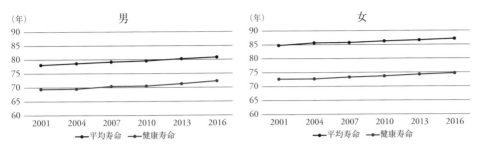

図 5　平均寿命と健康寿命の年次推移

（資料：健康日本 21（第二次）推進専門委員会）

練 習 問 題

1　出生数，出生率の推移をグラフに表し，動向を確認してみよう。

2　都道府県別の合計特殊出生率を調べ，特徴を記述してみよう。

3　主な死因別死亡率の推移をグラフに表してみよう。主な死因の変化や，その背景となる社会
環境要因などについて調べてみよう。

4　日本人の平均寿命の年次推移をグラフに表し，平均寿命の延びにはどのようなことが関係し
ているか調べてみよう。

コラム　18　丙午の出生率

　昭和 41（1966）年は，出生数が約 136 万人と，前年比の 25% も落ち込んだ。この年は「丙午（ひ
のえうま）」である。丙午は干支の組み合わせの一つで，60 年に 1 度めぐってくる。「この年の生まれの
女は気性が激しく夫の命を縮める」という迷信があり，産み控えのあったことが想像される。安心して
お産ができなかったり，人工妊娠中絶まで考えたりということが実際にあったようである。そうなると「た
かが迷信」ともいっていられず，母子保健上の問題と位置づけて住民の意識変革に動いた自治体もあった。
それから五十余年が過ぎ，1 年間の出生数は当時をはるかに下回っている。次の丙午は令和 8（2026）年，
人々の意識は変わっているだろうか。

参考：丸井英二編，わかる公衆衛生学・たのしい公衆衛生学　弘文堂

3 ┃ 年齢調整死亡率

ここでは人口の年齢構成が異なる集団において死亡率を比較する方法として，年齢調整死亡率，および標準化死亡比（SMR）について述べる。

高齢者が多い集団では死亡という事象は多く起こる。人口の年齢構成は死亡率に影響するため，死亡率が高い地域であるからといって，一概に保健医療の水準が低いとはいえない。人口の年齢構成が異なる集団間で死亡率を比較する場合は，人口の年齢構成の違いについても考慮する必要がある。

人口の年齢構成を調整した死亡率のことを**年齢調整死亡率**といい，年齢構成の異なる集団の比較をする際に用いられる。年齢調整の方法には，直接法と間接法がある。

年齢調整死亡率
異なる集団間の比較のために人口の年齢構成を調整した死亡率

1 　年齢調整死亡率（直接法）

人口構成の異なるＡ市とＢ市という集団を考えてみる。人口1 000人あたりの死亡率は，Ａ市が13.0，Ｂ市が9.4である。単純に死亡率だけを比較するとＡ市のほうが高いが，それぞれの市の人口構成は異なっている（表1）。そこで年齢調整死亡率を計算して比較してみよう。

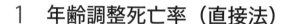

表1

Ａ市

年齢階級	年齢階級別の人口	人口全体の%
0〜14歳	8 895	11.0%
15〜64歳	46 651	57.9%
65歳以上	24 975	31.0%

Ｂ市

年齢階級	年齢階級別の人口	人口全体の%
0〜14歳	32 316	14.5%
15〜64歳	136 718	61.3%
65歳以上	53 996	24.2%

標準集団（基準集団）
一般に標準集団は，観察集団と人口の年齢構成が著しく異なっていないものを用いる。国の公的な統計では『昭和60年モデル人口』が使われている（156ページ参照）

年齢調整死亡率を計算する場合には，基準となる集団（**標準集団，基準集団**）が必要である。ここではＡ市とＢ市のあるＣ県を標準集団とする。観察する集団（Ａ市やＢ市）のことを**観察集団**という。

年齢調整死亡率の直接法では，「もし観察集団の人口構成が，標準集団と同じだったら」と仮定する。Ａ市の年齢調整死亡率を算出する場合は，Ａ市の年齢階級別の死亡率を計算し，それを標準集団の年齢別人口に当てはめたときに何人の死亡が起こるか（期待死亡数）を計算する。各年齢階級の期待死亡数の合計を標準集団の人口で割ったものが年齢調整死亡率となる。Ａ市の期待死亡数について表2を用いて計算する。

表2　年齢調整死亡率（直接法）の計算

年齢階級	A市の年齢階級別人口 ①	A市の年齢階級別死亡数 ②	A市の年齢階級別死亡率 ②÷①＝③	標準集団（C県）人口 ④	期待死亡数 ③×④＝⑤
0〜4	2 598	0	0.00000	72 420	0.00
5〜9	2 942	0	0.00000	83 158	0.00
10〜14	3 355	0	0.00000	90 648	0.00
15〜19	3 863	0	0.00000	97 875	0.00
20〜24	3 638	1	0.00027	85 186	23.42
25〜29	3 638	1	0.00027	89 486	24.60
30〜34	3 979	3	0.00075	102 202	77.06
35〜39	4 634	2	0.00043	119 983	51.78
40〜44	5 264	6	0.00114	148 484	169.24
45〜49	4 956	10	0.00202	141 081	284.67
50〜54	4 956	12	0.00242	117 978	285.66
55〜59	5 201	12	0.00231	116 462	268.71
60〜64	6 522	34	0.00521	133 101	693.87
65〜69	7 260	69	0.00950	165 036	1 568.52
70〜74	5 096	74	0.01452	120 056	1 743.36
75〜79	4 594	113	0.02460	100 092	2 461.99
80〜84	3 734	172	0.04606	79 507	3 662.35
85〜89	2 620	225	0.08588	54 553	4 684.90
90〜	1 671	311	0.18612	32 854	6 114.66
計	80 521	1 045		1 950 162	22 114.78

実教 HP

年齢調整死亡率は，$\dfrac{22\,114.78}{1\,950\,162} \times 1\,000 \fallingdotseq 11.3$ となる。

一般的な計算式で表すと，以下のようになる。

年齢調整死亡率（直接法）

$$= \dfrac{\sum \{（観察集団の\,n\,歳死亡率）\times（標準集団の\,n\,歳人口）\}}{標準集団の人口}$$

$\times 1\,000$（または $100\,000$）

Excel の表計算機能を使うと，容易に計算することができる（図1）。

実教HP

	A	B	C	D	E	F
1	年齢階級	A市の年齢階級別人口	A市の年齢階級別死亡数	A市の年齢階級別死亡率	標準集団(C県)人口	期待死亡数
2		①	②	②÷①=③	④	③×④=⑤
3	0〜4	2598	0	=C3/B3	72420	=D3*E3
4	5〜9	2942	0	=C4/B4	83158	=D4*E4
5	10〜14	3355	0	=C5/B5	90648	=D5*E5
6	15〜19	3863	0	=C6/B6	97875	=D6*E6
7	20〜24	3638	1	=C7/B7	85186	=D7*E7
8	25〜29	3638	1	=C8/B8	89486	=D8*E8
9	30〜34	3979	3	=C9/B9	102202	=D9*E9
10	35〜39	4634	2	=C10/B10	119983	=D10*E10
11	40〜44	5264	6	=C11/B11	148484	=D11*E11
12	45〜49	4956	10	=C12/B12	141081	=D12*E12
13	50〜54	4956	12	=C13/B13	117978	=D13*E13
14	55〜59	5201	12	=C14/B14	116462	=D14*E14
15	60〜64	6522	34	=C15/B15	133101	=D15*E15
16	65〜69	7260	69	=C16/B16	165036	=D16*E16
17	70〜74	5096	74	=C17/B17	120056	=D17*E17
18	75〜79	4594	113	=C18/B18	100092	=D18*E18
19	80〜84	3734	172	=C19/B19	79507	=D19*E19
20	85〜89	2620	225	=C20/B20	54553	=D20*E20
21	90〜	1671	311	=C21/B21	32854	=D21*E21
22	計	=SUM(B3:B21)	=SUM(C3:C21)		=SUM(E3:E21)	=SUM(F3:F21)
23						
24						
25						
26	年齢調整死亡率					
27	=F22/E22*1000					

図1　Excelを用いた年齢調整死亡率（直接法）計算例

2　昭和60年モデル人口

昭和60年モデル人口
1985年国勢調査の人口を基にしたモデル人口。年齢調整の際に標準集団として用いられる

　国の公的な統計で年齢調整死亡率（直接法）を提示する場合には，標準集団として昭和60年モデル人口が使われる。これは昭和60（1985）年国勢調査人口を基礎に，ベビーブームなどの極端な増減を補正し，四捨五入によって1000人単位としたモデル集団である（図2）。

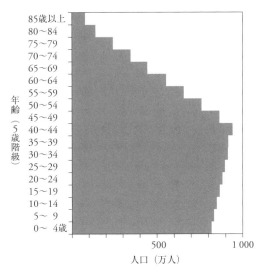

年　齢	基準人口
0 〜 4 歳	8 180 000
5 〜 9	8 338 000
10 〜 14	8 497 000
15 〜 19	8 655 000
20 〜 24	8 814 000
25 〜 29	8 972 000
30 〜 34	9 130 000
35 〜 39	9 289 000
40 〜 44	9 400 000
45 〜 49	8 651 000
50 〜 54	7 616 000
55 〜 59	6 581 000
60 〜 64	5 546 000
65 〜 69	4 511 000
70 〜 74	3 476 000
75 〜 79	2 441 000
80 〜 84	1 406 000
85 歳以上	784 000
総　数	120 287 000

図 2　昭和 60 年モデル人口

3　人口規模が小さい集団の場合

　人口規模が小さい市町村では，年齢階級別の人口が自ずと小さくなり，年齢階級別死亡数のわずかな増減でも，年齢階級別死亡率を算出すると大きな増減になる。直接法による年齢調整では年齢階級別死亡数の増減が大きく影響する。そのため，5 年分をまとめて調整する方法や，標準化死亡比，間接法による年齢調整などを用いることがある。

4　年齢調整死亡率（間接法）

　年齢調整死亡率（間接法）は，標準集団の粗死亡率と標準化死亡比を用いて算出する。

4.1　標準化死亡比（standardized mortality ratio：SMR）
　標準化死亡比は，標準集団の年齢階級別死亡率を用いて年齢調整を行い，観察集団の死亡率と標準集団の死亡率を比較することができる指標である。観察集団に関する情報は，年齢階級別人口と全死亡数が必要であるが，年齢階級別死亡数は使用しない。標準化死亡比は以下の式によ

標準化死亡比
人口構成の違いを調整して死亡率を比較するための指標の一つである

り算出される。

$$標準化死亡比 = \frac{観察集団の死亡数の合計}{期待死亡数の合計} \quad (\times 100)$$

標準集団（C県）とB市の例を用いて，標準化死亡比を計算してみよう。標準化死亡比を計算する場合は，標準集団の年齢階級別死亡率の情報が必要となる（表3）。

表3　B市の標準化死亡比（SMR）の計算

年齢階級	B市の年齢階級別人口	B市の年齢階級別死亡数	標準集団(C県)の人口	標準集団(C県)の年齢階級別死亡数	標準集団(C県)の年齢階級別死亡率	期待死亡数
	①	②	③	④	④÷③＝⑤	①×⑤
0～4	9 862	＊	72 420	31	0.0004	4.22
5～9	10 976	＊	83 158	10	0.0001	1.32
10～14	11 478	＊	90 648	7	0.0001	0.89
15～19	11 361	＊	97 875	14	0.0001	1.63
20～24	11 425	＊	85 186	42	0.0001	5.63
25～29	11 854	＊	89 486	41	0.0005	5.43
30～34	13 657	＊	102 202	51	0.0005	6.82
35～39	15 983	＊	119 983	72	0.0006	9.59
40～44	18 674	＊	148 484	166	0.0011	20.88
45～49	16 143	＊	141 081	218	0.0015	24.94
50～54	12 631	＊	117 978	270	0.0023	28.91
55～59	11 342	＊	116 462	428	0.0037	41.68
60～64	13 648	＊	133 101	772	0.0058	79.16
65～69	17 686	＊	165 036	1 582	0.0096	169.53
70～74	13 111	＊	120 056	1 778	0.0148	194.17
75～79	9 513	＊	100 092	2 509	0.0251	238.46
80～84	6 706	＊	79 507	3 728	0.0469	314.44
85～89	4 244	＊	54 553	4 563	0.0836	354.98
90～	2 736	＊	32 854	5 843	0.1778	486.59
計	223 030	2 101	1 950 162	22 125		1 989

＊の数値は使用しない

B市の死亡数の合計は2 101，期待死亡数の合計は1 989であることから，

$$B市の標準化死亡比 = \frac{2\ 101}{1\ 989} \times 100 ≒ 105.6$$

となる。

標準化死亡比は，標準集団の死亡率を 100（または 1）として，観察集団の死亡状況を比較する。上記の例では，B 市の標準化死亡比が 100 を上回っていることから，標準集団よりやや高いことがわかる。

年齢調整死亡率直接法の場合と同様に，Excel の表計算機能を使って計算することができる（図 3）。

年齢階級	B市の年齢階級別人口	B市の年齢階級別死亡数	標準集団（C県）の人口	標準集団（C県）の年齢階級別死亡数	標準集団（C県）の年齢階級別死亡率	期待死亡数
	①	②	③	④	④÷③＝⑤	①×⑤
0〜4	9862	*	72420	31	=E3/D3	=B3*F3
5〜9	10976	*	83158	10	=E4/D4	=B4*F4
10〜14	11478	*	90648	7	=E5/D5	=B5*F5
15〜19	11361	*	97875	14	=E6/D6	=B6*F6
20〜24	11425	*	85186	42	=E7/D7	=B7*F7
25〜29	11854	*	89486	41	=E8/D8	=B8*F8
30〜34	13657	*	102202	51	=E9/D9	=B9*F9
35〜39	15983	*	119983	72	=E10/D10	=B10*F10
40〜44	18674	*	148484	166	=E11/D11	=B11*F11
45〜49	16143	*	141081	218	=E12/D12	=B12*F12
50〜54	12631	*	117978	270	=E13/D13	=B13*F13
55〜59	11342	*	116462	428	=E14/D14	=B14*F14
60〜64	13648	*	133101	772	=E15/D15	=B15*F15
65〜69	17686	*	165036	1582	=E16/D16	=B16*F16
70〜74	13111	*	120056	1778	=E17/D17	=B17*F17
75〜79	9513	*	100092	2509	=E18/D18	=B18*F18
80〜84	6706	*	79507	3728	=E19/D19	=B19*F19
85〜89	4244	*	54553	4563	=E20/D20	=B20*F20
90〜	2736	*	32854	5843	=E21/D21	=B21*F21
計	=SUM(B3:B21)	2101	=SUM(D3:D21)	=SUM(E3:E21)		=SUM(G3:G21)

標準化死亡比
=C22/G22*100

図 3　Excel を用いた標準化死亡比（SMR）計算例

標準化死亡比は，全国の都道府県別，市町村別，主要疾患別などの数値が公表されている。100（または 1）を基準として全国との比較や地域別の比較などに活用できる。

4.2　間接法による年齢調整死亡率

年齢調整死亡率（間接法）は，以下の式により算出される。

年齢調整死亡率（間接法）＝標準集団の粗死亡率×標準化死亡比

B市の例では，

$$年齢調整死亡率（間接法）= \frac{22\,125}{1\,950\,162} \times 1.056 = 0.011980\cdots$$

人口 1 000 人あたり約 11.98 となる。

練 習 問 題

1　基準集団と D 市との年齢階級別人口と死亡数を表に示す。直接法による D 市の人口 10 万人あたりの年齢調整死亡率を求めなさい。　　　　　　　　　　　　　　（第 98 回保健師国家試験・改）

年齢階級	基準集団		D市	
	年齢階級別人口	死亡数	年齢階級別人口	死亡数
40 歳未満	40 000	40	3 000	6
40 ～ 64 歳	30 000	60	6 000	6
65 歳以上	30 000	60	9 000	18
合計	100 000	160	18 000	30

2　E 市では大腸がんによる死亡数が増加する傾向がみられたため，その要因を分析し，対策を検討することにした。E 市と基準集団である県全体の 50 歳以上の男性の大腸がん死亡者数と年齢階級別人口を表に示す。E 市のこの年齢層における標準化死亡比（SMR）を求めなさい。ただし基準を 100 として示しなさい。　　　　　　　　　　　　　（第 100 回保健師国家試験・改）

	E市		県全体（基準集団）	
	大腸がん死亡数	年齢階級別人口	大腸がん死亡数	年齢階級別人口
50 ～ 59 歳	11	32 000	100	400 000
60 ～ 69 歳	13	20 000	180	300 000
70 歳以上	30	14 000	500	250 000

3　Excel を使って A 市の標準化死亡比を計算してみよう。

4　自分の住んでいる都道府県，市町村などの年齢調整死亡率，標準化死亡比を計算してみよう。また疾患別の標準化死亡比を調べ，地域の特徴を述べてみよう。

コラム 19 悪性新生物の死亡率は，上がっているのか下がっているのか？

　悪性新生物の死亡数，死亡率は年々増加傾向にある（図A）。しかし年齢調整をして人口の高齢化の影響を考慮すると，じつは減少している（図B）。近年の悪性新生物死亡率の上昇には，人口の高齢化が影響していると考えられる。悪性新生物は高齢者に多い疾患であるため，こうした現象が起こる。

　ところで部位別の悪性新生物死亡率をみると，膵臓がん（男女）や，乳がん（女性）などは，年齢調整をしても増加している。これらのがんの増加には，人口の高齢化以外にどんな要因がかかわっているのだろうか。

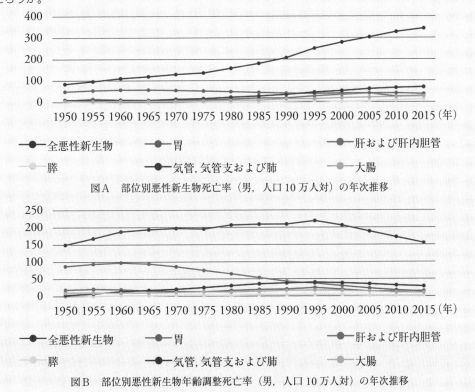

図A　部位別悪性新生物死亡率（男，人口10万人対）の年次推移

図B　部位別悪性新生物年齢調整死亡率（男，人口10万人対）の年次推移

4 　基幹統計

基幹統計の中で，国勢調査，人口動態統計，生命表についてはすでに述べてきた。ここでは基幹統計と統計法について述べる。また保健医療福祉に関連する，国民生活基礎調査，患者調査，医療施設調査，学校保健統計調査，社会生活基本調査の概要について述べる。

1 　統計法と基幹統計

国の行政機関・地方公共団体などが作成する統計を公的統計という。公的統計は法律等に基づいて規定され，調査や整理が実施され，提供されている。統計法は1947年に定められ，公的統計の作成と提供に関する基本事項を定めているものである。公的統計のなかで特に重要な統計を**基幹統計**という。基幹統計には，国勢統計，国民経済計算のほかに，労働力統計，人口動態統計，工業統計などが含まれる。

国の行政機関が行う統計調査は，**基幹統計調査**と**一般統計調査**とに分けられる。基幹統計調査は正確な統計を作成する必要性が高いことから，報告義務，かたり調査の禁止，地方公共団体による事務の実施などが定められている。

公的統計には大きく3通りの作成方法がある。調査統計は，統計を作成することを目的として調査を実施し，その結果をまとめたものである。業務統計は，個人や企業などから行政機関に提出された申告や届出を集計したものである。加工統計は，調査統計や業務統計を基に加工したものである。

2 　国民生活基礎調査

国民生活基礎調査は1986年から実施している調査であり，国民の保健，医療，福祉，年金，所得等，国民生活の基礎的な事項を世帯面から総合的に把握する調査である。3年ごとに大規模調査（中間の2年は小規模・簡易調査）が行われている。調査対象は全国から抽出された世帯および世帯員である。

調査票には世帯票，健康票，所得票，貯蓄票，介護票がある。世帯票では世帯員の基本属性，家計，保険，年金の加入状況など，健康票では自覚症状，通院状況，日常生活への影響，悩みやストレス，健康意識，喫煙習慣，健診受診など，所得票では所得の種類別金額，課税などの状況，生活意識など，貯蓄票では貯蓄現在高，借入金残高など，介護票では要介護度，居宅サービス利用状況などの項目が含まれている。

統計法
公的統計に関して，体系的な整備，適切かつ合理的な方法による作成，中立性・信頼性の確保，入手可能な提供方法，被調査者の秘密の保護などの基本理念が記されている

基幹統計
国勢統計，国民経済計算，その他，国の行政機関が作成する統計のうち総務大臣が指定する特に重要な統計

基幹統計調査
基幹統計を作成するために行う調査

一般統計調査
国が行う調査で，基幹統計調査以外のもの

国民生活基礎調査
2016年調査では，2010年国勢調査区から層化無作為抽出した5 410地区内のすべての世帯（約29万世帯）および世帯員（約71万人）を対象とした。介護票については，前記5 410地区内から層化無作為抽出した2 446地区内の介護保険法の要介護者および要支援者（約8千人），所得票・貯蓄票については，前記の5 410地区から層化無作為抽出した1 963単位区内のすべての世帯（約3万世帯）および世帯員（約8万人）を調査客体とした

2.1　有訴者の状況

病気やけがなどで自覚症状のある者を**有訴者**といい，人口1000人あたりの割合を**有訴者率**という。2016年の国民生活基礎調査では，有訴者率は性別では男271.9，女337.3で女のほうが高い（図1）。年齢階級別では男女とも10代が最も低く，高齢者では高い。症状別で多いものは，男では「腰痛」「肩こり」「せきやたんが出る」，女では「肩こり」「腰痛」「手足の関節が痛む」である。

2.2　通院者の状況

傷病で通院している者を**通院者**といい，人口1000人あたりの割合を**通院者率**という。2016年の国民生活基礎調査では，通院者率は性別では男372.5，女406.6で女のほうが高い（図2）。年齢階級別では，男は20代，女は10代が最も低く，高齢者では高い。傷病別では，男女とも高血圧症が最も多い。

有訴者
病気やけがなどで自覚症状のある者

有訴者率
有訴者の割合を人口1000人あたりで表したもの

通院者
傷病で通院している者

通院者率
通院者の割合を人口1000人あたりで表したもの

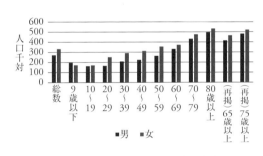

図1　性・年齢階級別にみた有訴者率

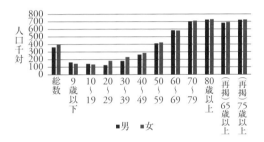

図2　性・年齢階級別にみた通院者率

（資料　厚生労働省「国民生活基礎調査」）

3　患者調査

患者調査
医療施設を利用する患者の実態を把握する調査である。標本調査であるが，500床以上の病院については全数調査となる

患者調査は病院および診療所を利用する患者について，その属性や入院・来院時の状況，傷病名などの実態を明らかにし，医療行政の基礎資料を得ることを目的とする調査であり，3年に1回行われている。全国から抽出した医療施設を対象として実施される。患者調査からは推計患者数，退院患者の平均在院日数，入院および外来受療率などがわかる。

3.1　推計患者数

2017年の患者調査によると，調査日に全国の医療施設を受診した推

計患者数は，入院患者 131 万人，外来患者 719 万人である。65 歳以上の患者の占める割合は入院患者の 73.2%，外来患者の 50.7% である。

3.2 受療率

人口 10 万人に対する推計患者数を **受療率** という。2017 年の受療率は入院受療率 1 036，外来受療率 5 675 である。性別・年齢階級別にみると，入院受療率は男女とも 90 歳以上で最も高く（男 7 433，女 7 936），外来受療率は男女とも 80 ～ 84 歳が最も高い（男 12 745，女 12 414）。傷病分類別にみると，入院受療率は精神および行動の異常が最も高く，次いで循環器系の疾患，新生物で高い。外来受療率は消化器系の疾患が最も高く，次いで循環器系の疾患，筋骨格系および結合組織の疾患で高い（図 3）。

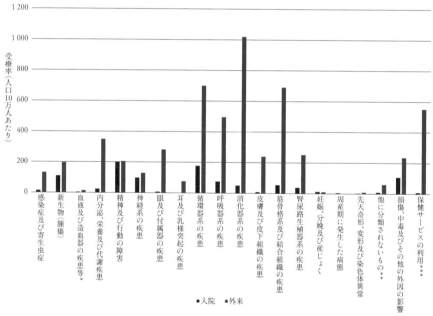

資料：2017 年患者調査（厚生労働省）

図 3　傷病分類別受療率

注　　＊：血液および造血器の疾患ならびに免疫機構の障害

　　＊＊：症状，徴候および異常臨床所見・異常検査所見で他に分類されないもの

　＊＊＊：健康状態に影響をおよぼす要因および保健サービスの利用

4 医療施設調査

　医療施設調査は，病院，診療所の分布，および整備の実態を明らかにするとともに，医療施設の診療機能を把握し，医療行政の基礎資料を得ることを目的とする調査である。医療施設調査には**医療施設静態調査**と**医療施設動態調査**がある。医療施設静態調査は3年に1回，調査日に開設している全国のすべての医療施設の詳細な実態を把握する全数調査である。医療施設動態調査は，医療法に基づく開設・廃止・変更等の届出を受理または処分をした医療施設が対象となり，月ごとの施設の開設・廃止などの状況が把握される。

5 学校保健統計調査

　学校保健統計調査は，学校保健安全法による健康診断の結果に基づき，学校における幼児，児童および生徒の発育および健康の状態を明らかにすることを目的として毎年実施されている。調査対象の範囲は幼稚園，小学校，中学校，義務教育学校，高等学校，中等教育学校および幼保連携型認定こども園のうち，文部科学大臣があらかじめ指定する学校（調査実施校）に在籍する満5歳から17歳（4月1日現在）までの幼児，児童および生徒である。各都道府県の児童生徒数・学校数に応じて調査実施校数を学校種別に決定し，標本抽出を行う。

　調査項目は児童等の発育状態として身長，体重，健康状態として栄養状態，脊柱・胸郭・四肢の状態，裸眼視力，眼の疾病・異常，難聴，耳鼻咽頭疾患，皮膚疾患，結核に関する検診，結核，心電図異常，心臓，蛋白検出，尿糖検出，その他の疾病・異常，歯・口腔，永久歯のう歯数等である。

学校保健統計調査
2018年度調査においては，調査実施校は7755校，発育状態に関しては，695600人（全幼児，児童および生徒の5.1％を抽出），健康状態に関しては3423771人（全幼児，児童および生徒25.3％を抽出）が調査対象となっている

6 社会生活基本調査

　社会生活基本調査は1976年以来5年ごとに実施されており，国民の生活時間の配分および自由時間における主な活動について調査し，国民の社会生活の実態を明らかにするための基礎資料を得ることを目的としている。調査対象は，指定する調査区内にある世帯のうちから，無作為抽出した約8万8千世帯の10歳以上の世帯員約20万人である。

　調査内容は，1日の生活行動別平均時間，時間帯別の生活行動の状況，

主な生活行動の平均時刻，スポーツ活動，学習・研究活動，趣味・娯楽活動，ボランティア活動および旅行・行楽の状況などが含まれる。調査の結果は，ワーク・ライフ・バランスの推進，男女共同参画社会の形成など，国民の豊かな社会生活に関する各種行政施策に活用するための重要な資料となる。

練 習 問 題

1　調査内容と調査名の組み合わせで正しいのはどれか。2つ選べ。

1. 通院者率 ・・・・・・・・・・・・・・・・・・・・・・・・・・・患者調査
2. 有訴者率 ・・・・・・・・・・・・・・・・・・・・・・・・・・国民生活基礎調査
3. むし歯（う歯）の被患率 ・・・・・・・・・・・・・学校保健統計調査
4. がんの患者の推定人数 ・・・・・・・・・・・・・・医療施設調査
5. 平均の睡眠時間 ・・・・・・・・・・・・・・・・・・・・・国勢調査

2　保健統計調査について正しいのはどれか。

1. 国勢調査は代表的な人口動態統計である。
2. 国民生活基礎調査は全数調査である。
3. 人口動態統計は5年ごとに集計される。
4. 医療施設調査には静態調査と動態調査がある。

3　2017年の患者調査について正しいのはどれか。2つ選べ。

1. 年齢階級別の受療率をみると，外来受療率，入院受療率とも80〜84歳がピークである。
2. 外来患者数では，65歳以上の人が約半数を占める。
3. 傷病分類別の外来受療率は，「消化器系の疾患」よりも「循環器系の疾患」のほうが高い。
4. 傷病分類別の入院受療率は，「循環器系の疾患」よりも「新生物」のほうが高い。
5. 入院患者において「受け入れ条件が整えば退院可能」の割合は，年齢階級が高くなるに従って多くなる。

4 有訴者の症状や通院者の傷病について，性別，年代別の特徴を調べてみよう。

5 入院・外来受療率について，性別，年代別の特徴を調べてみよう。

コ ラ ム 20 日本の戸籍制度

　日本では飛鳥時代に戸籍制度がつくられ，戸籍を基にした課税のしくみがつくられるようになった。その後，時代の変化とともに戸籍制度は消滅したが，徴税などのために，土地や人口の状況は何らかの方法で把握されていたと考えられている。太閤検地で初めて全国的な土地の管理が行われた。このときの総石高などから，その頃の人口は約1000万人と推定されている（約1800万人とする説もある）。江戸時代になると身分制度が確立し，戸籍制度の整備が進んだ。江戸時代にはお寺が現在の役所のような役割を担っており，檀家の人々の家族構成や生年月日などを把握していた。明治時代に戸籍法が制定され，全国的な戸籍が整備された。戦後，戸籍法が改正され，現在のような戸籍制度となった。

生活習慣や健康に関する統計

　ここでは一般統計の中で，生活習慣や健康に関するものとして，国民健康・栄養調査，感染症発生動向調査，食中毒統計調査，地域保健・健康増進事業報告，生活のしづらさなどに関する調査，衛生行政報告例，福祉行政報告例の概要について述べる。

1　国民健康・栄養調査

　国民健康・栄養調査の前身は，国民栄養調査である。国民栄養調査は，第2次世界大戦直後の食糧危機に際して各国からの食料援助を受けるために必要な基礎データを得る目的で，連合軍最高司令部（GHQ）の指示によって実施されたのが始まりである。1952年には栄養改善法が制定され，法律に基づく調査となった。以後，国民の健康状態や栄養素等の摂取状況を把握し，健康増進や栄養改善の施策のための基礎資料を得ることを目的に実施されてきた。2003年からは，健康増進法に基づき，調査項目を栄養だけでなく生活習慣全般に拡充して実施されるようになった。世帯および世帯員を対象とした標本調査である。

　国民健康・栄養調査の内容には身体状況調査（身長，体重，腹囲，血圧，血液検査，問診等），栄養摂取状況調査（食物摂取状況，歩数等），生活習慣調査（身体活動，喫煙習慣など，生活習慣に関する質問票）が含まれている。生活習慣病対策や健康づくりなどの総合的な推進を図るための重要な調査となっている。

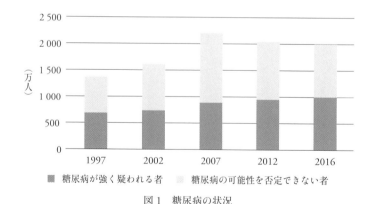

図1　糖尿病の状況

資料　厚生労働省「国民健康・栄養調査」

（注）糖尿病が強く疑われる者：ヘモグロビンA1cの測定値がある者のうち，ヘモグロビンA1c（NGSP）値が6.5%以上（2007年まではヘモグロビンA1c（JDS）値6.1%以上）または糖尿病治療の有無に有と回答した者。糖尿病の可能性を否定できない者：ヘモグロビンA1cの測定値がある者のうち，ヘモグロビンA1c値が6.0%以上6.5%未満（2007年まではヘモグロビンA1c（JDS）値が5.6%以上6.1%未満）で糖尿病が強く疑われる者以外の者。

1.1 糖尿病に関する状況

国民健康・栄養調査では，ヘモグロビン A1c（NGSP）の値から，糖尿病の状況を推定している。糖尿病が強く疑われる者と糖尿病の可能性を否定できない者を合わせると約 2 000 万人と推定され，2007 年以後はやや減少しているが，糖尿病が強く疑われる者に関してはやや増加傾向である（図 1）。

1.2 血圧に関する状況

血圧に関して年齢階級別の状況を図 2 に示す。20 ～ 29 歳では 90％以上が正常範囲であるが，高血圧の割合は年齢とともに高くなり，70歳以上ではおよそ半数が I 度高血圧以上である。

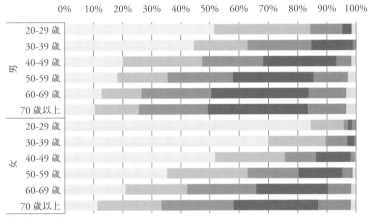

注：血圧を下げる薬を服用中の者は除く

図 2　血圧の状況（年齢階級別）

（資料：2017 年国民健康・栄養調査）

1.3 肥満に関する状況

20 歳以上の者の肥満者（BMI 25 以上）の割合は，男で 30.7％，女で 21.9％であり，男の 30 代～ 60 代では 30％を上回っている。やせの者（BMI 18.5 未満）の割合は，男で 4.0％，女で 10.3％であり，女の20 代では 21.7％と最も高くなっている。

1.4 栄養等の摂取状況

2017 年の国民健康・栄養調査における栄養素等摂取量（20 歳以上の

BMI（body mass index）
体重と身長から計算される体格指数であり，肥満度を表す指標として使われている。体重(kg)÷身長(m)^2 で計算される。日本肥満学会の基準値では，25 以上を肥満，18.5未満を低体重（やせ）としている

1人1日当たり平均値）をみると，男ではエネルギー2 134 kcal，たんぱく質76.7 g，脂質63.5 g であり，女ではそれぞれ1 720 kcal，64.9 g，54.8 g である。エネルギーの栄養素別摂取構成割合の変化をみると，1975年では炭水化物の割合が63.1%，脂質の割合が22.3%であったものが，2015年では炭水化物58.4%と減少し，脂質は26.9%と増加している。

食塩摂取量（1歳以上・1人1日あたり）は，1975年時点では平均14.0 g であった。食塩摂取量は年々減少し，2017年では9.5 g となっている。図3は，成人1人1日あたりの食塩摂取量の推移である。

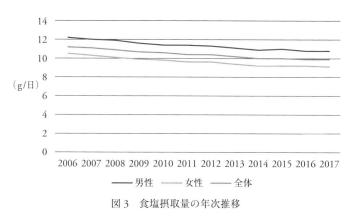

図3　食塩摂取量の年次推移

（注）食塩摂取量（20歳以上・1人1日あたり）

（資料：国民健康・栄養調査）

1.5　生活習慣に関する状況

適度な身体活動は心身の健康によい影響を与えることが明らかになり，健康づくりに重要な習慣である。国民健康・栄養調査によると，20歳以上の者で運動習慣のある者の割合は男で35.9%，女で28.6%であり，60〜70代以上で高くなっている（図4）。

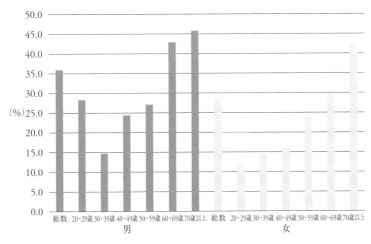

図 4　運動習慣のある者の割合

(注)　運動習慣のある者：1 回 30 分以上の運動を週 2 回以上実施し，1 年以上持続している者

(資料：2017 年国民健康・栄養調査)

　20 歳以上の喫煙習慣者の割合は，2017 年では男で 29.4%，女で 7.2% である（表 1）。男では減少傾向，女では横ばいからやや減少傾向がみられている。

表 1　喫煙習慣のある者の割合（%）の年次推移

	1990	1995	2000	2005	2010	2015	2016	2017
男	53.1	52.7	47.4	39.3	32.2	30.1	30.2	29.4
女	9.7	10.6	11.5	11.3	8.4	7.9	8.2	7.2

(資料：国民栄養調査，国民健康・栄養調査)

2　感染症発生動向調査

　感染症発生動向調査は，感染症の発生に関する情報を正確に把握・分析し，その結果を国民や医療機関へ迅速に還元することにより，感染症に対する適切な対策をたて流行を防止することを目的としている。感染症発生動向調査は，1981 年から主に小児の急性感染症 18 疾病を対象とする感染症サーベイランス事業として開始され，その後，対象疾病が成人の感染症にも拡大された。1999 年 4 月 1 日から施行された感染症の予防及び感染症の患者に対する医療に関する法律（以下，感染症法）では，感染症法に基づく施策として位置づけられた。

感染症法では，感染症をその特徴により1類感染症〜5類感染症，新型インフルエンザ等感染症，指定感染症，新感染症に類型化している。1類感染症〜4類感染症，5類感染症の一部（麻しん等），新型インフルエンザ等感染症を診断した医師は，直ちに最寄りの保健所に届け出なくてはならないことになっている。また5類感染症の全数把握対象疾患（麻しん等をのぞく）については7日以内，定点把握疾患に関しては，指定された医療機関（定点医療機関）から週単位または月単位で届け出ることになっている。

　感染症発生動向調査では，感染症法の対象疾患の届出に基づいて，発生情報を収集している。感染症の発生状況（報告数や推移など）は，週1回，週報として公開・提供されている。

3　食中毒統計調査

　食中毒とは，食品に起因する下痢，腹痛，発熱，嘔吐などの症状の総称である。**食品衛生法**では，食中毒またはその疑いのある患者を診断した医師は直ちに最寄りの保健所長にその旨を届け出なければならないと規定している。保健所では食中毒の発生に関する情報を入手すると，食中毒調査票を作成し，さらに詳細な調査を行い，食中毒事件票を作成する。都道府県等では，管内の保健所からの報告をまとめ，食中毒事件調査票を厚生労働省に提出する。

　食中毒統計調査は，厚生労働省に報告された食中毒事件を集計したものである。食中毒の患者，食中毒の死者の発生状況を的確に把握し，食品衛生対策の基礎資料を得ることを目的に実施されており，食中毒の原因となった場所（家庭，業者，施設など），発病した年月日，原因食品名，病因物質，患者数，死者数等を集計している。

4　地域保健・健康増進事業報告

　地域保健・健康増進事業報告は，全国の保健所および市区町村を対象として，地域住民の健康の保持および増進のための保健事業の実施状況などを把握するものである。調査内容は地域保健事業（地域保健法，母子保健法，予防接種法等に基づいて実施されている事業）と健康増進事業（健康増進法に基づいて実施されている事業）がある（表2）。

表 2　地域保健・健康増進事業報告の概要

地域保健事業	母子保健	妊娠届け出, 妊産婦の健康診査・保健指導, 乳幼児の健康診査・保健指導の実施状況など
	健康増進	栄養指導, 運動指導などの健康増進関係事業の実施状況
	歯科保健	歯科検診・保健指導等の実施状況
	精神保健福祉	精神保健福祉の相談等の実施状況
	衛生教育	保健所・市区町村で実施した衛生教育の実施状況
	エイズ	エイズに関する相談・検査, 衛生教育の実施状況
	予防接種	定期の予防接種の実施状況
	職員の配置状況	地域保健事業にかかわる職員の配置状況
健康増進事業	健康診査	市区町村が実施した健康診査の状況
	歯周疾患検診・骨粗鬆症検診	歯周疾患検診・骨粗鬆症検診の実施状況
	健康教育	集団健康教育の実施状況
	健康相談	健康相談の実施状況
	訪問指導	訪問指導の実施状況
	がん検診	がん検診の実施状況
	肝炎ウイルス検診	肝炎ウイルス検診の実施状況

5　生活のしづらさなどに関する調査 （全国在宅身体障害児・者等実態調査）

　身体障害児・者等実態調査は, 在宅における身体障害児・者の生活の実態やニーズを把握し, 身体障害児・者に対する福祉施策の推進に必要な基礎資料を得ることを目的とするもので, 2006 年まで, 厚生労働省によって 5 年に 1 回行われてきた。2011 年から, 身体障害児・者等実態調査と知的障害児（者）基礎調査を拡大・統合し, 生活のしづらさなどに関する調査を実施している。全国から無作為に抽出された調査地区において把握された障害児・者を調査客体としている。在宅の障害児・者等（障害者手帳所持者）, 難病等の患者, 長引く病気やけが等により生活のしづらさがある者を対象として, 生活の実態, 障害福祉サービス等の利用状況などを調べている。

6 衛生行政報告例

衛生行政報告例は，各都道府県，指定都市，中核市における衛生行政の実態を把握するものである。精神保健福祉関係（精神障害者申請通報届出数，措置入院患者数，医療保護入院届出数など），母体保護関係（人工妊娠中絶件数など），栄養関係（給食施設数など），生活衛生関係（旅館，公衆浴場，理容所，美容所の数など），食品衛生関係（飲食店数など）などの各分野について調べている。

衛生行政報告例
精神保健福祉関係，栄養関係，生活衛生関係，食品衛生関係，衛生検査関係，乳肉衛生関係，医療関係，薬事関係，母体保護関係，難病・小児慢性特定疾病関係，狂犬病予防関係などがある

7 福祉行政報告例

福祉行政報告例は，各都道府県，指定都市および中核市における社会福祉関係行政の実態を把握するものである。身体障害者福祉関係（身体障害者手帳交付台帳登載数など），障害者総合支援関係（補装具費の支給状況など），児童福祉関係（児童相談所における虐待相談件数など），老人福祉関係（老人ホームの施設数・定員など）など，福祉関係の各行政分野について調べている。

福祉行政報告例
身体障害者福祉関係，障害者総合支援関係，特別児童扶養手当関係，知的障害者福祉関係，老人福祉関係，婦人保護関係，民生委員関係，社会福祉法人関係，児童福祉関係，母子保健関係，児童扶養手当関係，戦傷病者特別援護関係，中国残留邦人等支援給付等関係などがある

練 習 問 題

1 調査内容と調査名の組み合わせで正しいのはどれか。2つ選べ。

1. がん検診受診者数 ･････････････････国民健康・栄養調査
2. 人工妊娠中絶件数 ･･･････････････衛生行政報告例
3. 児童虐待相談件数 ･･･････････････国民生活基礎調査
4. HIV/ エイズの相談件数 ･････････地域保健・健康増進事業報告
5. サルモネラ菌による食中毒患者数 ･･･････感染症発生動向調査

2 平成 28 年（2016 年）の国民健康・栄養調査の糖尿病に関する統計で正しいのはどれか。

（第 106 回保健師国家試験）

1. 糖尿病が強く疑われる者は約 1 000 万人である
2. 40 歳以上で糖尿病が強く疑われる者の割合は，男性よりも女性が高い
3. 糖尿病が強く疑われる者のうち，糖尿病治療を受けている者の割合は 40% 以下である
4. 30 歳以上で糖尿病が強く疑われる者の割合は，女性では年齢に関係なく一定である

3 2006 年〜 2017 年の感染症発生動向について，正しいのはどれか。

1. 先天性風しん症候群の報告はない
2. 2017 年の麻しんの年間報告数は 100 人未満である
3. 梅毒の報告数は減少している
4. 結核の新登録患者数は増加している
5. 1 類感染症の届け出はない

4 関心のある生活習慣（栄養・食生活，身体活動・運動，休養，飲酒，喫煙，歯・口腔の健康など）について，最近の動向を調べてみよう。また，健康づくりの対策について考えてみよう。

コラム 21 減塩キャンペーン

　脳血管疾患はかつて日本人の死因第 1 位であり，昭和 30 年代の死亡率は 170（人口 10 万対）ほどであった。特に東北地方では高く，たとえば秋田県では 当時 250 前後と，全国を大きく上回っていた。脳血管疾患には食習慣が関係しているといわれるが，秋田県の食の特徴は豊富なお米と清酒，そして味噌，しょっつる，漬物，塩蔵魚介類など。塩分摂取量が多く，平均して 1 日 20 g を超えていた（全国平均では 14 g ほど）。そして塩分の過剰摂取に，重労働，低栄養，寒冷といった要因が加わっていた。脳血管疾患対策は喫緊の課題であり，官民あげての取り組みが行われた。大学のチームによる疫学研究，保健師や栄養士による保健指導（地域を巡回する "キッチンカー" というのがあった），また地域で栄養改善推進員を育成し，地域の住民による栄養改善運動などが活発に行われた。秋田県から展開された低塩キャンペーンは他県にもひろがっていった。食生活の変化，血圧の管理，住環境の変化などにより，脳血管疾患の死亡率は大きく改善した。秋田県の脳血管疾患死亡率（男性）は昭和 35 年の 278.3 から，30 年後（平成 2 年）には 144.9 まで低下した。これは，疫学と地域保健活動の勝利といわれている。

6 介護関連と医療経済の統計

ここでは，介護の状況および医療経済に関する統計について述べる。介護に関する統計は，国民生活基礎調査，介護保険事業状況報告，介護サービス施設・事業所調査などで調べることができる。医療経済に関しては，国民医療費について述べる。

1 介護の状況（国民生活基礎調査）

国民生活基礎調査
P. 162 参照

国民生活基礎調査では，介護保険法の要支援または要介護の認定された者のうち，在宅の者（以下，要介護者等）の状況などを調べている。要介護者等のいる世帯を世帯構造別にみると，核家族世帯 37.9％，単独世帯 29.0％，三世代世帯 14.9％である。

要介護者等を年齢階級別にみると，近年では 80 歳以上の占める割合が増加している（図 1）。

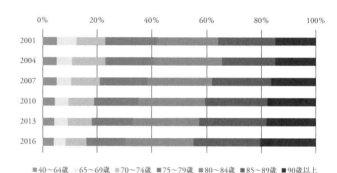

図 1　要介護者等の年齢階級別構成割合の年次推移

注：2016 年の数値は，熊本県を除いたものである。

（資料　厚生労働省「国民生活基礎調査」）

介護が必要となった主な原因では，認知症が 18.0％で最も多く，次いで脳血管疾患 16.6％，高齢による衰弱 13.3％，骨折・転倒 12.1％である（図 2）。

主な介護者については，要介護者等と同居が 58.7％である。同居の場合の主な介護者は男 34.0％，女 66.0％であり，要介護者等との続柄は配偶者 25.2％，子 21.8％，子の配偶者 9.7％となっている（2016 年，国民生活基礎調査）。

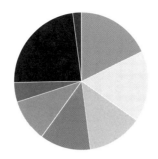

- ■ 認知症　　　■ 脳血管疾患　　　■ 高齢による衰弱　　　■ 骨折・転倒
- ■ 関節疾患　　　■ 心疾患　　　■ その他　　　■ 不詳

図2　介護が必要となった原因

（資料　厚生労働省「国民生活基礎調査」2016年）

2　介護保険事業状況報告

　介護保険事業状況報告は，介護保険事業の実施状況について，全国の保険者（市区町村および特別区）からの報告を集計したものである。介護保険制度の施行に伴って，介護保険事業の実施状況を把握し，制度を円滑に運営するために開始された。第1号被保険者数，要介護（要支援）認定者数，各種のサービス受給者数，保険給付件数，保険給付額などを調べている。

　介護保険事業における第1号被保険者数は3 492万人，要介護（要支援）認定者数は約644万人（65歳以上の高齢者の約18%），介護保険利用者数は約543万人である（2018年4月末）。介護保険制度がスタートした2000年からみて，要介護（要支援）認定者数は約2.9倍（図3），介護保険利用者数は約3.6倍の増加である。これには高齢者人口の増加という背景があるが，介護保険制度が一般に普及してきた側面がある。

　サービス受給者の数をみると，2017年度累計（2017年3月〜2018年2月）のサービス受給者総数は，居宅介護（介護予防）サービス受給者が4 518万人，地域密着型（介護予防）サービス受給者が1 001万人，施設介護サービス受給者が1 116万人である。2017年度累計の介護保険に関する保険給付（介護給付・予防給付）の費用額は10兆2 188億円，利用者負担を除いた給付費9兆4 443億円である。

介護保険制度の被保険者
介護保険制度における被保険者は40歳以上の者とされており，65歳以上の者が第1号被保険者，40歳以上65歳未満の医療保険加入者が第2号被保険者である

要介護（要支援）認定者の割合
要介護（要支援）認定者の割合を年齢層別にみると，65〜74歳の約4%，75歳以上の約32%である

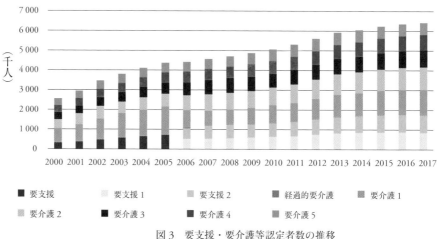

図3　要支援・要介護等認定者数の推移

（資料　厚生労働省「介護保険事業状況報告」）

3　介護サービス施設・事業所調査

介護サービス施設・事業所調査
介護保険制度における全国の介護予防サービス事業所，地域密着型介護予防サービス事業所，介護予防支援事業所（地域包括支援センター），居宅サービス事業所，地域密着型サービス事業所，居宅介護支援事業所及び介護保険施設が対象となる。（介護予防）訪問リハビリテーション，（介護予防）居宅療養管理指導，医療施設がみなしで行っている（介護予防）訪問看護,（介護予防）通所リハビリテーションは含まれないために必要とする義眼や義肢等の費用も含まれない

　介護サービス施設・事業所調査は，全国の介護サービスの提供体制や提供内容などを把握するものである。2000年4月から介護保険制度が施行され，それまでの社会福祉施設等調査における老人福祉施設の一部，老人保健施設調査，医療施設調査の療養型病床群等の一部，訪問看護統計調査等を統廃合し，新たに「介護サービス施設・事業所調査」として実施されることとなった。2006年からは介護保険制度の改正に伴い，介護予防サービス事業所，介護予防支援事業所，地域密着型サービス事業所，地域密着型介護予防サービス事業所についても調査対象とした。

　調査は基本票，詳細票，利用者票がある。基本票は都道府県を対象として，介護予防サービス事業所などの施設・事業所の全数を把握する。詳細票は，基本票で把握した事業所や施設に対して，経営主体，在所者数，利用者数，居室等の状況，従事者数などのより詳細な情報について把握する。利用者票は，要介護度，認知症高齢者の日常生活自立度，障害高齢者の日常生活自立度（寝たきり度）などの利用者の状況について，各事業所を対象に把握する。

4 医療経済統計

　国民医療費は，医療機関などにおける傷病の治療にかかる費用を推計したものである。国民医療費には，診療費，調剤日，入院時食事療養費，訪問看護療養費，移送費（健康保険などで支給される場合）などが含まれる。

　医療費の動向を把握することは，医療保険制度を基盤とした医療を確保していくための基礎資料として重要である。国民医療費は 1954 年度より毎年推計を行っている。国民医療費は調査開始年度に 2 152 億円であったが，その後は年々増加し，2015 年度は 42 兆 3 644 億円である。国民所得に対する比率は，昭和 30 年代に 3％程度であったものが 2015 年度は 10.85％に上昇している（図 4）。国内総生産（GDP）に対する比率は，1955 年度に 2.78％であったものが，2015 年度には 7.93％に上昇している。

　国民医療費は，制度区分別，診療種類別，年齢階級別，傷病区分別，都道府県別などに推計されている。

国民医療費
医療機関等における保険診療の対象となり得る傷病の治療に要した費用の推計
保険診療の対象とならない評価療養（先進医療，高度医療等），選定療養（患者が負担する入院時室料差額分，歯科差額分など），不妊治療における生殖補助医療等に要した費用は含まれない。また，傷病の治療費に限るため，正常な妊娠・分娩に要する費用，健康の維持・増進を目的とした健康診断・予防接種等に要する費用，固定した身体障害のために必要とする義眼や義肢等の費用も含まれない

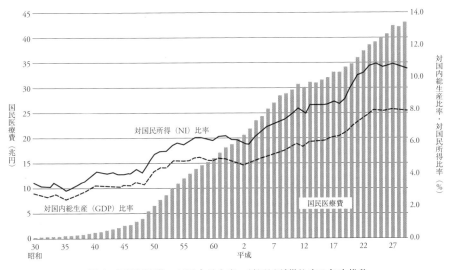

図 4　国民医療費・対国内総生産・対国民所得比率の年次推移

（資料　厚生労働省「国民医療費」）

7 保健医療データの分類と活用

ここでは，保健医療データの分類と活用について述べる。公的統計で使われている疾病分類や障害に関する分類について述べる。また NDB，KDB といったデータベースの概要，全国がん登録，ウェブサイトを利用した情報収集，個人情報の保護についても述べる。

1 疾病や障害の分類

1.1 国際疾病分類

死因統計の分類は，WHO の疾病および関連保健問題の国際統計分類第 10 回修正（International Statistics Classification on Diseases and Related Health Problems, Tenth Revision: ICD-10）に準拠した疾病，傷害および死因分類表に従って行われている。ICD は死因などの統計を比較できるように約 100 年前から国際的に導入された分類体系であり，医学の進歩と多様化する用途に応えて約 10 年ごとに改訂されている。

ICD はアルファベットと数字を用いたコードで表されている（図 1）。各国の呼び名が異なっていてもコードは同じであるため比較が可能である。死因統計では死亡診断書に記載された疾患から ICD に従って死因を特定し，統計処理が行われている。ICD が改正されると死因統計に影響するため，経年的に死亡の動向を観察する場合は注意が必要である。

ICD は死因統計のほかに，患者調査（疾病統計），社会医療診療行為別調査などで活用されている。

ICD
国際的に使用されている疾病や傷害などの分類

胃底部悪性新生物＜腫瘍＞

　　　　　　C　16. 1　　（胃底部）

最初の英字 A 〜 Z（疾患名）：悪性新生物＜腫瘍＞
続く 2 桁の数字（疾患の部位）：胃
小数点に続く数字（詳細な発生部位または病気の原因）：胃底部

図 1　ICD の分類コードの例

1.2 国際生活機能分類

障害に関する国際分類としては，1980 年に WHO 国際障害分類（ICIDH）が発表された。その改訂版として，WHO では 2001 年 5 月に国際生活機能分類（International Classification of Functioning,

Disability and Health：ICF）を採択した。ICIDHは，障害による社会的不利に焦点を当てたものであったが，ICFは生活機能という包括的なとらえ方をするものであり，疾病や障害をもつ人だけでなく，すべての人の健康と生活に適用可能である。

　ICFでは，生活機能として心身機能・身体構造，活動，参加，および影響する環境因子，個人因子，そして健康状態で構成されており，それらが相互に影響しあっていることが表されている。

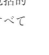
ICF
生活機能に関する分類

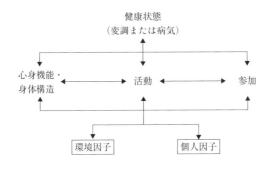

図2　ICFの概念図

2　保健医療等に関するデータベース

2.1　レセプト情報・特定健診等情報データベース（NDB）

　2006年の医療制度改革の際に，医療費の適正化を進める目的で医療費適正化計画が導入された。その計画策定の基盤となる調査分析を行う際に参照可能なデータベースとして，**レセプト情報・特定健診等情報データベース（NDB）**が整備されることとなった。

　NDBは電子化されたレセプト情報，特定健診・特定保健指導情報を保険者から集めて構築されたデータベースであり，厚生労働省保険局で管理されている。NDBには日本全国の保険請求の95％以上が集められており，ほぼ国民全体の医療動向を把握することが可能である。NDBはそれ自体が重要な保健医療ビッグデータであり，学術研究などにも活用することで，根拠に基づいた施策や医療サービスの質向上が期待される。現在では，申出により研究者，行政機関，自治体などに向けたデータ提供が行われている。また，NDBデータを用いて基礎的な項目について集計したものはNDBオープンデータとしてウェブサイトで公開されている。

NDB：National Database of Health Insurance Claims and Specific Health Checkups of Japan
医療機関から保険者に対して発行されるレセプトと，特定健診・保健指導の結果からなるデータベースである。高齢者の医療の確保に関する法律第16条に基づいている

レセプト
保険診療を行った医療機関が，診療報酬（医療費）を保険者に請求するために発行する診療報酬明細書のこと

2.2 国保データベース（KDB）

　レセプトや健診などのデータの電子化が進み，データベースの整備と，データ活用が推進されるようになった。2013年にはすべての健康保険組合に対してデータヘルス計画の取り組みが課され，レセプトや健診などの情報を基に個人や地域の健康課題の分析，保健事業の計画などが求められるようになった。

　国保データベース（KDB）システムは，国保連合会が各種の業務を通じて管理する給付情報（健診・医療・介護）等を基にしたデータベースである。健診，医療，介護はそれぞれ異なる制度のもとに給付が行われているが，KDBではこの3領域のデータを個人単位で紐づけ（突合）することが可能であり，制度横断的な分析ができる。また地区割（より細かい行政単位）による分析や，全国・都道府県・同規模市町村との比較，経年比較などをシステム上で容易に行うことができ，個人別の追跡などを行うこともできる。

　KDBは，地域の健康状態の特徴をとらえ，健康課題を抽出するなど，地域診断に活用することができる。また，個人の健診の検査値やレセプト情報，生活習慣，受診履歴等から，医療機関への受診勧奨が必要な者，優先的に保健指導の対象とする者を抽出し，ハイリスクアプローチに活用することも可能である。

3　全国がん登録

　がん登録は，がんと診断された患者の診断や治療などに関する情報を1つにまとめ，集計・分析・管理するしくみであり，罹患率，生存率，治療効果などを明らかにするものである。日本では1951年に宮城県で地域がん登録が開始され，地域のがん罹患率などが報告された。その後，多くの都道府県で地域がん登録が実施されるようになったが，全国的に一貫した情報ではなかった。

　2013年に「がん登録等の推進に関する法律」が制定され（2016年1月施行），日本でがんと診断されたすべての人の情報を国で1つにまとめて集計・分析・管理する「全国がん登録」が開始された。

　全国がん登録では，がんに罹患した人の氏名，性別，生年月日，届け出を行った医療機関名，がんと診断された日，がんの発見経緯，がんの種類・進行度，治療内容，居住地，生存確認情報などが収集される。全国から収集した精度の高い情報から導き出される知見に基づき，がんの

治療や予防など，より効果的な対策がとれるようになることが期待されている。

全国がん登録によって得られた最新の統計情報は，国立がん研究センターがん対策情報センターのウェブサイト「がん登録・統計」（https://ganjoho.jp/reg_stat/）などで公開されている。

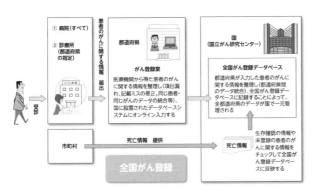

図3　全国がん登録のしくみ

©　国立研究開発法人国立がん研究センターがん対策情報センター

4　統計情報の窓口

保健統計に関する情報は，年々更新されるものであるので，必要に応じて他の出版物など（国民衛生の動向等）の資料を確認してほしい。また，本書 Part 4 でこれまでに述べてきた各種の統計資料はウェブサイト上で公開されており，インターネットで検索すれば閲覧・入手が可能である。

ここではいくつかの検索の例を紹介する。

4.1　政府統計の総合窓口（e-Stat）

e-Stat は，政府統計が閲覧できるポータルサイトである。

e-Stat
https://www.e-stat.go.jp/

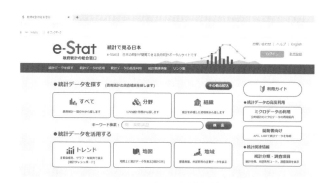

図4　e-Stat のホーム画面

　調べたい内容がある程度わかっていれば，分野別検索が便利である。統計データを，「人口・世帯」「労働・賃金」「社会保障・衛生」「教育・文化・スポーツ・生活」などの 17 分野から探すことができる。例えば人口について調べたい場合は，分野→人口・世帯を選び，国勢調査など，目的とする調査を選べばよい。

　必要に応じて，データを CSV 形式などでダウンロードすることが可能である。

4.2　がんの統計に関する情報

　ここでは国立がん研究センターがん対策情報センターのウェブサイト「がん登録・統計」を紹介する。

がん登録・統計
https://ganjoho.jp/reg_
stat/

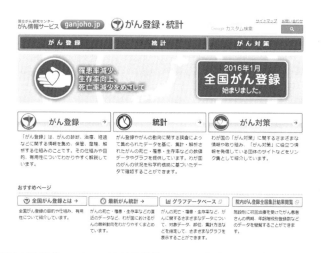

図5　国立がん研究センターがん対策情報センター「がん登録・統計」のホーム画面

がんに関する統計では，Excel 形式のデータや，グラフなどでさまざまな情報が提供されている。

4.3 感染症に関する情報

ここでは国立感染症研究所の感染症発生動向調査週報（IDWR）を紹介する。

感染症法に規定された疾患の発生数の調査集計を，週単位で提供している。最近の発生状況のほかに，1 年間の発生件数をまとめたもの（年報）や，年別の発生件数なども調べることができる。

国立感染症研究所 感染症発
生動向調査週報（IDWR）
https://www.niid.go.jp/
niid/ja/idwr.html

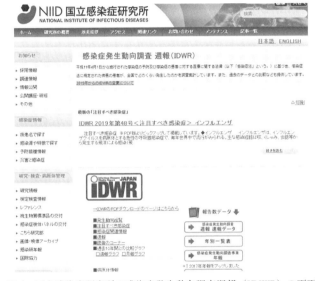

図 6　国立感染症研究所の感染症発生動向調査週報（IDWR）の画面

このほかにも各種の検索エンジンやポータルサイトを利用すれば，キーワードや調査の名称などを手がかりに検索することができる。また，都道府県や市町村などの各自治体の統計情報は，それぞれの公式ホームページで公開されていることが多い。これらの情報源を適切に利用することによって，必要な情報を得ることができる。

5　個人情報の保護

5.1　個人情報とは

個人情報は，個人の人格の尊重という理念のもとに，慎重に取り扱わ

個人情報
他の情報と容易に照合することができ，それによって特定の個人を識別可能なものも含まれる

れるべきものである。個人情報の保護に関する法律(個人情報保護法)は、個人情報の適正な取り扱いにより、個人情報が効果的に活用されることを配慮しながら、個人の権利利益を保護することを目的としている。

個人情報保護法において、個人情報とは生存する個人に関する情報であり、氏名、生年月日、その他の記述などによって特定の個人を識別することができるもの、また個人識別符号を含むものをいう。個人識別符号とは個人の身体の一部の特徴をデータ化したもので、それ単体で特定の個人を識別することができるもの(指紋、虹彩、声紋など)、あるいは特定の個人に割り当てられた文字、番号、記号(パスポートの番号やマイナンバーなど)のことである。

個人情報のなかでも、人種、信条、社会的身分、病歴、犯罪歴、犯罪による被害など、取り扱いに特に配慮を必要とするものを要配慮個人情報という。保健医療に関係する個人情報には、病歴その他の個人の健康や病気に関連する情報が含まれており、取り扱いには細心の配慮が必要である。また、死亡した個人の情報に関しても、個人の人格の尊重という面から、生存者の個人情報と同様の配慮が求められる。

5.2 情報セキュリティ

現代では多くの情報が電子化されるようになった。またインターネットが普及し、情報のやり取りも容易になった。NDB や KDB のようなデータベースも構築されている。電子化されたデータは容易にコピーされたり拡散されたりする可能性があり、コンピュータ上でのセキュリティ対策は重要である。

病院、診療所、保健所、保健センターなど、保健医療に関する施設等においては、膨大な量の個人情報が取り扱われており、きわめて機密性の高いセキュリティ対策がとられている。

個人でインターネットを利用する場合は、通常はネットワーク管理者が情報セキュリティ対策を行っている。個人レベルで行うことのできる対策としては、OS やウェブブラウザを更新して脆弱性を小さくすること、セキュリティソフトを活用すること、パスワードをかけ適切に管理することなどがあげられる。

5.3 個人情報の保護とデータの活用

調査や研究などで保健医療に関するデータを扱う際には、個人情報を含む部分は切り離して別に管理し、必要なデータのみを用いて分析する

などの工夫によって，個人情報を保護する対策を講じることが多い。しかし，変数の組み合わせなどによっては個人が特定されることもあり，個人情報そのものを含まない場合でも注意する必要がある。

　NDB では，データベースに格納される際に患者氏名などの個人情報は削除されている。その代わりに，個人情報を基に特殊な ID（ハッシュID）が付けられており，この ID を基に複数のレセプト情報や特定健診データの突合せが可能となっている。このように，キーとなる項目を用いて複数のデータファイルを結びつけて使用する方法を，**レコードリンケージ**という。

　保健医療に関するデータからは種々の知見が得られ，それらが保健医療の場で役に立つ可能性があるが，個人情報の保護に十分に配慮しつつ活用していきたい。

レコードリンケージ
キーとなる項目を用いて複数のデータファイルを結びつけて使用する方法

　コ ラ ム　22 日本における ICD の導入
　日本では，明治～大正期にかけて，近代的な統計制度が整ってきた。明治 7（1874）年に発布された医制では，医師による死亡の届け出，医師および産婆による出生の届け出などが定められた。出生や死亡などの人口動態調査は明治 32（1899）年から個票を用いて中央で集計するようになった。明治 33（1900）年には第 1 回改訂国際疾病分類（ICD）が採択された。

Part 1

1 データの整理
1 ① 累積度数　② 相対度数　③ 累積相対度数
2 ① 階級　② 面積　③ 多峰性　④ 対称
3 略

2 データの中心
1 ③　2 2.4　3 ③

3 データのばらつき
1 ④　2 ①　3 略

4 グラフ表現
1 ②　2 ①

5 アンケート調査
1 ③　2 略　3 4

6 標本調査
1 ②　2 ③　3 ①　4 24　5 ②

Part 2

1 確率の基礎
1 ②　2 22人　3 11

4 $\dfrac{4}{15}$

2 正規分布
1 ① 0.8126　② 1.65
2 ① −0.2534　② 0.7475
3 ④　4 0.37

3 その他の確率分布
1 ③　2 ③　3 0.0503

4 標本平均と中心極限定理
1 ④　2 ③　3 ③

5 区間推定
1 ③　2 ③　3 ④

6 仮説検定
1 ③　2 ④

7 1変数の検定
1 ④　2 ③　3 ②

Part 3

1 散布図と相関係数
1 0.55
2 ④　3 ③　4 ③
5 医療費　14.0〜15.0　メタボリスク　17.0〜18.0

3 クロス表と独立性の検定
1 ②　2 ②、③　3 ③

4 疫学と統計
1 2.25

5 スクリーニング
1 ③　2 ③　3 ②
4

感度　疾病ありで検査陽性　$\dfrac{8}{10}\times100=80\%$

特異度　疾病なしで検査陰性　$\dfrac{62}{90}\times100=68.9\%$

陽性反応的中度　疾病あり・検査陽性／検査陽性の合計×100

$=\dfrac{8}{36}\times100=22.2\%$

Part 4

1 人口静態統計
1 ④　2 ③　3 ③、⑤　4 、5 略

2 人口動態統計と生命表
1 〜 4 略

3 年齢調整死亡率
1 170　2 112.5　3 、4 略

4 基幹統計
1 ②、③　2 ④　3 ②、⑤　4 略

5 生活習慣や健康に関する統計
1 ②、④　2 ①　3 ⑤

文献

小島寛之「統計学入門」ダイヤモンド社　2006

大木秀一「看護統計学入門」医歯薬出版　2008

高木廣文「ナースのための統計学第2版」医学書院　2009

佐藤敏雄, 村松宰「やさしい医療系の統計学第2版」医歯薬出版　2011

熊原啓作, 渡辺美智子「改訂版身近な統計」放送大学教育振興会　2012

鶴田陽和「独習統計学24講　医療データの見方・使い方」朝倉書店　2013

厚生労働統計協会「厚生統計ハンドブック第6版」2014

Noa出版「活用事例でわかる！統計リテラシー」ワークアカデミー　2014

竹村彰通他「統計学Ⅱ：推測統計の方法」日本統計学会　2015

日花弘子「Excel統計解析入門」SBクリエイティブ社　2016

上藤一郎, 西川浩昭, 他「データサイエンス入門」オーム社　2018

迫田宇広他「問題解決力向上のための統計学基礎」日本統計協会　2014

アミール・アクゼント「ビジネス統計学」（上・下）ダイヤモンド社　2007

管民郎「Excelで学ぶ統計解析入門」オーム社　2013

石田俊全「意味がわかる統計学」ベレ出版　2012

日本統計学会「統計検定2級対応　統計学基礎」東京図書　2012

日本統計学会「統計検定3級対応　データの分析」東京図書　2012

西岡康夫「単位がとれる統計ノート」講談社　2004

奥田千恵子「たったこれだけ医療統計学」金芳堂　2015

本間浩他「基礎統計」培風館　2012

岡庭豊「クエスチョン・バンク2014 no.30公衆衛生」メディック・メディア　2013

白戸亮吉, 鈴木研太「ていねいな保健統計学」羊土社　2018

牧本清子「疫学・保健統計学第2版」医学書院　2009

浅野嘉延「看護学生のための疫学・保健統計」南山堂　2010

30時間でマスターExcel2019　実教出版

田中正四, 渡辺嶺男, 百々栄徳, 吉永文隆「衛生統計学」南江堂　1991

日本統計学会「統計検定2級公式問題集（2016〜2018)」実務教育出版　2019

日本統計学会「統計検定3級・4級公式問題集（2016〜2018)」実務教育出版　2019

本江美優氏作成資料

「国民衛生の動向2019/2020」厚生労働統計協会　2019

丸井英二編「最新保健学6　疫学／保健統計」メヂカルフレンド社　2019

福富和夫, 橋本修二「保健統計・疫学　改訂4版」南山堂　2008

田栗正章, 藤越康祝, 柳井晴夫, C.R.ラオ「やさしい統計入門」講談社　2007

鬼頭宏「人口から読む日本の歴史」講談社学術文庫　2000

中野正孝「看護系の統計調査入門」真興交易（株）医書出版部　2002

ウェブサイト

総務省統計局　http://www.stat.go.jp/index.html

総務省　基幹統計一覧　http://www.soumu.go.jp/toukei_toukatsu/index/seido/1-3k.htm

国勢調査　http://www.stat.go.jp/data/kokusei/2015/index.html

人口推計　http://www.stat.go.jp/data/jinsui/index2.html#gaiyou

厚生労働省　人口動態統計調査　https://www.mhlw.go.jp/toukei/list/81-1.html

総務省統計局　労働力調査　https://www.stat.go.jp/data/roudou/index.html

厚生労働省　国民生活基礎調査　https://www.mhlw.go.jp/toukei/list/20-21.html

厚生労働省　患者調査　https://www.mhlw.go.jp/toukei/list/10-20.html

厚生労働省　医療施設調査　https://www.mhlw.go.jp/toukei/list/79-1.html

文部科学省　学校保健統計調査　http://www.mext.go.jp/b_menu/toukei/chousa05/hoken/1268826.htm

総務省統計局　社会生活基本調査　https://www.stat.go.jp/data/shakai/2016/index.html

厚生労働省　感染症発生動向調査について
　https://www.mhlw.go.jp/stf/seisakunitsuite/bunya/0000115283.html

厚生労働省　食中毒統計調査　https://www.mhlw.go.jp/toukei/list/112-1.html

厚生労働省　国民健康・栄養調査　https://www.mhlw.go.jp/bunya/kenkou/kenkou_eiyou_chousa.html

独立行政法人　国立健康・栄養研究所「国民栄養の現状」レポート　国民栄養調査とは
　http://www.nibiohn.go.jp/eiken/chosa/kokumin_eiyou/abou_kokugen.html

厚生労働省　地域保健・健康増進事業報告　https://www.mhlw.go.jp/toukei/list/32-19.html

厚生労働省　生活のしづらさなどに関する調査（全国在宅身体障害児・者等調査）
　https://www.mhlw.go.jp/toukei/list/seikatsu_chousa_h28.html

厚生労働省　介護保険事業状況報告　https://www.mhlw.go.jp/toukei/list/84-1.html

厚生労働省　衛生行政報告例　https://www.mhlw.go.jp/toukei/list/36-19.html

厚生労働省　福祉行政報告例　https://www.mhlw.go.jp/toukei/list/38-1.html

総務省統計局　統計学習の指導のために　http://www.stat.go.jp/teacher/c2tokei.html

総務省統計局　統計の歴史明治150年　https://www.stat.go.jp/library/meiji150/rekishi/

厚生労働省　国民医療費　https://www.mhlw.go.jp/toukei/list/37-21.html

厚生労働省　介護サービス施設・事業所調査　https://www.mhlw.go.jp/toukei/list/24-22-2.html

厚生労働省　ICD の ABC　平成 30 年度版　https://www.mhlw.go.jp/toukei/sippei/dl/icdabc_h30.pdf

文部科学省　ICF について
　http://www.mext.go.jp/b_menu/shingi/chukyo/chukyo3/032/siryo/06091306/002.htm

国立研究開発法人国立がん研究センターがん対策情報センター　https://ganjoho.jp/reg_stat/

政府統計の総合窓口（e-Stat）　https://www.e-stat.go.jp/

国立感染症研究所　感染症発生動向調査週報（IDWR）　https://www.niid.go.jp/niid/ja/idwr.html

●本書の関連データが web サイトからダウンロードできます。

https://www.jikkyo.co.jp/download/ で

「看護師・保健師をめざす人のやさしい統計処理」を検索してください。

提供データ：本文中で使用している Excel データ，練習問題の解説

■編集

とよ だ しゅういち
豊田修一　　上武大学看護学部教授

ほしやまよしはる
星山佳治　　元昭和大学医学部教授

みやざきゆ き こ
宮崎有紀子　群馬県立県民健康科学大学看護学部教授

■協力

なか の まさたか
中野正孝　　三重大学名誉教授

●表紙デザイン──アトリエ小びん　佐藤志帆
●本文基本デザイン──真先デザイン室
●組版データ作成──㈱四国写研

**看護師・保健師をめざす人の
やさしい統計処理**

2020年10月30日　初版第 1 刷発行
2023年 4 月25日　　　　第 4 刷発行

●執筆者　　豊田修一　ほか 2 名（別記）
●発行者　　小田良次
●印刷所　　壮光舎印刷株式会社

無断複写・転載を禁ず

●発行所　　実教出版株式会社

〒102-8377
東京都千代田区五番町 5 番地
電話［営　　業］（03）3238-7765
　　［企画開発］（03）3238-7751
　　［総　　務］（03）3238-7700
https://www.jikkyo.co.jp/

S.Toyoda, Y.Hoshiyama, Y.Miyazaki

ISBN　978-4-407-34953-5　C3047

Printed in Japan

付表1　正規分布表

z	.00	.01	.02	.03	.04	.05	.06	.07	.08	.09
0.0	0.0000	0.0040	0.0080	0.0120	0.0160	0.0199	0.0239	0.0279	0.0319	0.0359
0.1	0.0398	0.0438	0.0478	0.0517	0.0557	0.0596	0.0636	0.0675	0.0714	0.0753
0.2	0.0793	0.0832	0.0871	0.0910	0.0948	0.0987	0.1026	0.1064	0.1103	0.1141
0.3	0.1179	0.1217	0.1255	0.1293	0.1331	0.1368	0.1406	0.1443	0.1480	0.1517
0.4	0.1554	0.1591	0.1628	0.1664	0.1700	0.1736	0.1772	0.1808	0.1844	0.1879
0.5	0.1915	0.1950	0.1985	0.2019	0.2054	0.2088	0.2123	0.2157	0.2190	0.2224
0.6	0.2257	0.2291	0.2324	0.2357	0.2389	0.2422	0.2454	0.2486	0.2517	0.2549
0.7	0.2580	0.2611	0.2642	0.2673	0.2704	0.2734	0.2764	0.2794	0.2823	0.2852
0.8	0.2881	0.2910	0.2939	0.2967	0.2995	0.3023	0.3051	0.3078	0.3106	0.3133
0.9	0.3159	0.3186	0.3212	0.3238	0.3264	0.3289	0.3315	0.3340	0.3365	0.3389
1.0	0.3413	0.3438	0.3461	0.3485	0.3508	0.3531	0.3554	0.3577	0.3599	0.3621
1.1	0.3643	0.3665	0.3686	0.3708	0.3729	0.3749	0.3770	0.3790	0.3810	0.3830
1.2	0.3849	0.3869	0.3888	0.3907	0.3925	0.3944	0.3962	0.3980	0.3997	0.4015
1.3	0.4032	0.4049	0.4066	0.4082	0.4099	0.4115	0.4131	0.4147	0.4162	0.4177
1.4	0.4192	0.4207	0.4222	0.4236	0.4251	0.4265	0.4279	0.4292	0.4306	0.4319
1.5	0.4332	0.4345	0.4357	0.4370	0.4382	0.4394	0.4406	0.4418	0.4429	0.4441
1.6	0.4452	0.4463	0.4474	0.4484	0.4495	0.4505	0.4515	0.4525	0.4535	0.4545
1.7	0.4554	0.4564	0.4573	0.4582	0.4591	0.4599	0.4608	0.4616	0.4625	0.4633
1.8	0.4641	0.4649	0.4656	0.4664	0.4671	0.4678	0.4686	0.4693	0.4699	0.4706
1.9	0.4713	0.4719	0.4726	0.4732	0.4738	0.4744	0.4750	0.4756	0.4761	0.4767
2.0	0.4772	0.4778	0.4783	0.4788	0.4793	0.4798	0.4803	0.4808	0.4812	0.4817
2.1	0.4821	0.4826	0.4830	0.4834	0.4838	0.4842	0.4846	0.4850	0.4854	0.4857
2.2	0.4861	0.4864	0.4868	0.4871	0.4875	0.4878	0.4881	0.4884	0.4887	0.4890
2.3	0.4893	0.4896	0.4898	0.4901	0.4904	0.4906	0.4909	0.4911	0.4913	0.4916
2.4	0.4918	0.4920	0.4922	0.4925	0.4927	0.4929	0.4931	0.4932	0.4934	0.4936
2.5	0.4938	0.4940	0.4941	0.4943	0.4945	0.4946	0.4948	0.4949	0.4951	0.4952
2.6	0.4953	0.4955	0.4956	0.4957	0.4959	0.4960	0.4961	0.4962	0.4963	0.4964
2.7	0.4965	0.4966	0.4967	0.4968	0.4969	0.4970	0.4971	0.4972	0.4973	0.4974
2.8	0.4974	0.4975	0.4976	0.4977	0.4977	0.4978	0.4979	0.4979	0.4980	0.4981
2.9	0.4981	0.4982	0.4982	0.4983	0.4984	0.4984	0.4985	0.4985	0.4986	0.4986
3.0	0.4987	0.4987	0.4987	0.4988	0.4988	0.4989	0.4989	0.4989	0.4990	0.4990
3.1	0.4990	0.4991	0.4991	0.4991	0.4992	0.4992	0.4992	0.4992	0.4993	0.4993
3.2	0.4993	0.4993	0.4994	0.4994	0.4994	0.4994	0.4994	0.4995	0.4995	0.4995
3.3	0.4995	0.4995	0.4995	0.4996	0.4996	0.4996	0.4996	0.4996	0.4996	0.4997
3.4	0.4997	0.4997	0.4997	0.4997	0.4997	0.4997	0.4997	0.4997	0.4997	0.4998
3.5	0.4998	0.4998	0.4998	0.4998	0.4998	0.4998	0.4998	0.4998	0.4998	0.4998

この表は，標準正規分布において，0 ～ z までの区間の確率を表す

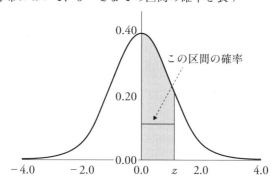